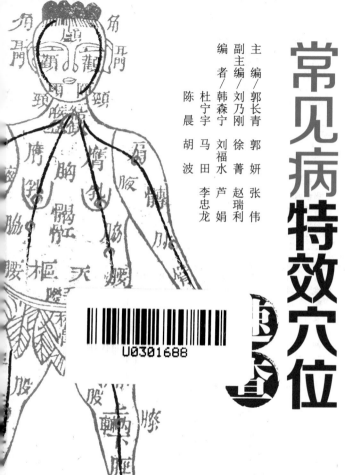

常见病特效穴位

主　编／郭长青

副主编／刘乃刚

编　者／韩森宁　刘福水

杜宁宇　马田　李忠龙

陈晨　胡波

郭妍　张伟

徐菁　赵瑞利

芦娟

中国科学技术出版社

北京

图书在版编目（CIP）数据

常见病特效穴位速查 / 郭长青，郭妍，张伟主编. —北京：中国科学技术出版社，2018.1（2024.6 重印）

（中医速查宝典系列）

ISBN 978-7-5046-7636-8

Ⅰ．①常… Ⅱ．①郭… ②郭… ③张… Ⅲ．①常见病—穴位疗法 Ⅳ．① R245.9

中国版本图书馆 CIP 数据核字（2017）第 196291 号

策划编辑	焦健姿　王久红
责任编辑	黄维佳
装帧设计	华图文轩
责任校对	马思忠
责任印制	徐　飞

出　版	中国科学技术出版社
发　行	中国科学技术出版社有限公司销售中心
地　址	北京市海淀区中关村南大街 16 号
邮　编	100081
发行电话	010-62103130
传　真	010-62179148
网　址	http://www.cspbooks.com.cn

开　本	880mm×1230mm　1/64
字　数	60 千字
印　张	2.5
版　次	2018 年 1 月第 1 版
印　次	2024 年 6 月第 4 次印刷
印　刷	河北环京美印刷有限公司
书　号	ISBN 978-7-5046-7636-8/R·2064
定　价	35.00 元

内容提要

　　本书为《中医速查宝典系列》丛书之一，由北京中医药大学针灸推拿学院、中国中医科学院资深专家、教授联袂精心编写而成。本书选取了临床上对某些疾病有特殊治疗作用或有特效的穴位，重点描述了特效穴的标准定位、刺灸法、功用和主治，并配以精美的插图，以方便读者准确地选取穴位。本书可供中医院校师生、针灸临床工作者、外国留学生及针灸爱好者阅读参考。

　　编者注：腧穴是人体脏腑经络气血输注出入的特殊部位，俞穴是人体脏腑之气输注于背腰部的腧穴，"腧""俞"其义皆通"输"，取音"shū"。

编者的话

　　针灸治疗以腧穴为根本，各种治疗措施均通过腧穴发挥作用，因此，腧穴学在针灸学中具有重要地位。特效穴又是腧穴学的重中之重，是腧穴中对某些疾病有特殊治疗作用或有特效的穴位。特效穴位包括腧穴学中的特定穴以及一些经外奇穴。本书主要介绍特定穴。特定穴是指十四经中具有特殊治疗作用，并有特定称号的腧穴，包括五输穴、原穴、络穴、背俞穴、募穴、八脉交会穴、八会穴、郄穴、下合穴等，可用歌诀"五输原络背俞募，八脉八会郄下合"来记忆。特定穴历来在针灸临床中都是最常用的一部分腧穴，而且具有较其他穴位更为特异和有效的治疗作用，熟悉和掌握特效穴的内容是学习和应用针灸疗法的必要基础，也是针灸临床取得良好治疗效果的必要基础。

　　本书主要介绍特效穴的标准定位，并配以精美的插图，读者可按图准确选取腧穴，便于特效穴的临床取穴和临床应用。期望本书的出版，能够对特效穴的临床应用起到促进作用。

目 录

第一章　特效穴定位方法

第二章　五输穴

第三章 原 穴

第四章 络 穴

第五章　背俞穴

第六章　募　穴

第七章　八脉交会穴

第八章　八会穴

第九章　郄　穴

第十章　下合穴

第一章 特效穴定位方法

一、指寸法

指寸法，是用手指局部的长度代表身体局部的长度而选取穴位的方法，又称"手指比量法"或"同身寸法"。

1. 横指同身寸法　又称"一夫法"。将食、中、无名、小指相并拢，以中指中节横纹处为准，量取四横指之宽度，定为3寸。此法多用于腹、背部及下肢部取穴。

2. 拇指同身寸法　将拇指伸直，横置于所取部位的上下，以拇指的指间关节的宽度为1寸，来量取穴位。

3. 中指同身寸法　将患者的中指屈曲，以中指指端抵在拇指指腹，形成一环状，将食指伸直，显露出中指的桡侧面，取其中节两端横纹头之间的长度，即为同身之一寸。这种方法较适用于四肢及脊背横量取穴。

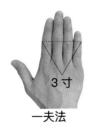

一夫法

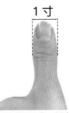

拇指同身寸法

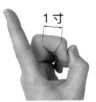

中指同身寸法

二、骨度折量定位法

现代常用骨度折量定位法是根据《灵枢·骨度》，并在长期医疗实践中经过修改和补充而来的，详见下表。

常用骨度表

部　位	起止点	折量分寸
头　部	前发际正中至后发际正中	12寸
	前额两发角之间	9寸
	耳后两乳突之间	9寸
胸腹部	胸骨上窝（天突）至胸剑联合中点（歧骨）	9寸
	歧骨至脐中	8寸
	脐中至耻骨联合上缘（曲骨）	5寸
	两乳头之间	8寸
身侧部	腋窝顶点至第11肋游离端（章门）	12寸
	季胁以下至股骨大转子（髀枢）	9寸
上肢部	腋前、后纹头至肘横纹	9寸
	肘横纹至腕横纹	12寸
下肢部	耻骨联合上缘至股骨内上髁上缘	18寸
	胫骨内侧髁下方至内踝尖	13寸
	股骨大转子至腘横纹	19寸
	腘横纹至外踝尖	16寸
	外踝尖至足底	3寸

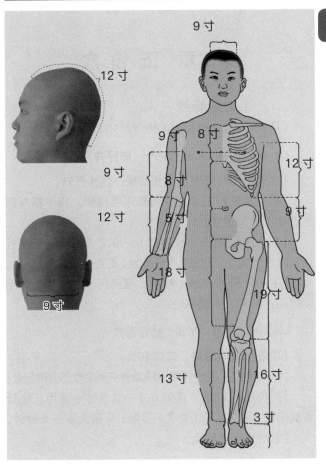

第二章 五 输 穴

一、手太阴肺经

（Points of Lung Meridian of Hand-Taiyin, LU）

LU 11 少商 Shàoshāng 肺经井穴

[功效] 清热解表，通利咽喉，醒神开窍。

[标准定位] 在手指，拇指末节桡侧，指甲根角侧上方 0.1 寸（指寸）。

[刺灸法] 刺法：浅刺 0.1 ~ 0.2 寸；或用三棱针点刺出血。灸法：艾炷灸 1 ~ 3 壮，艾条灸 5 ~ 10 分钟。

[主治] 肺系疾患如喉痹，咽痛等；中风昏迷，小儿惊风，热病，中暑呕吐。

LU 10 鱼际 Yújì 肺经荥穴

[功效] 疏风清热，宣肺利咽。

[标准定位] 在手外侧，第 1 掌骨桡侧中点赤白肉际处。

[刺灸法] 刺法：直刺 0.3 ~ 0.5 寸；或用三棱针点刺出血。灸法：艾炷灸 3 ~ 5 壮，艾条灸 3 ~ 5 分钟。

[主治] 咽喉肿痛。

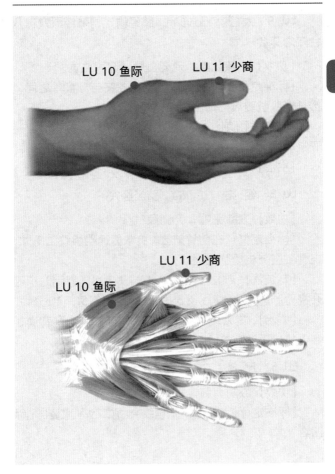

LU 9 太渊 Tàiyuān 肺经输穴，肺经原穴，八会穴之脉会

[功效] 止咳化痰，通调血脉，健脾益气。

[标准定位] 在腕前区，桡骨茎突与舟状骨之间，拇长展肌肌腱尺侧凹陷中。

[刺灸法] 刺法：直刺 0.2 ～ 0.3 寸。针刺时应避开桡动脉。灸法：艾炷灸 1 ～ 3 壮，艾条灸 5 ～ 10 分钟。

[主治] 咳嗽，哮喘，胸满，心悸，无脉症等。

LU 8 经渠 Jīngqú 肺经经穴

[功效] 宣肺平喘，开胸顺气。

[标准定位] 在前臂前区，腕掌侧远端横纹上 1 寸，桡骨茎突与桡动脉之间。

[刺灸法] 刺法：直刺 0.1 ～ 0.3 寸，针刺时应避开桡动脉。灸法：艾炷灸 3 ～ 5 壮，艾条灸 5 ～ 10 分钟。

[主治] 咳嗽，气喘，喉痹，胸部胀满，胸背痛，掌中热，无脉症等。

LU 5 尺泽 Chǐzé 肺经合穴

[功效] 滋阴润肺，止咳降逆。

[标准定位] 在肘区，肘横纹中，肱二头肌肌腱桡侧缘凹陷中。

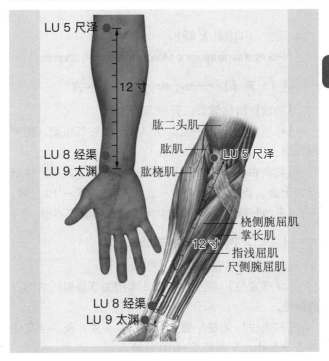

LU 5 尺泽

12寸

LU 8 经渠
LU 9 太渊

肱二头肌
肱肌
肱桡肌

LU 5 尺泽

桡侧腕屈肌
掌长肌
12寸
指浅屈肌
尺侧腕屈肌

LU 8 经渠
LU 9 太渊

[刺灸法] 刺法：直刺0.5～1.0寸。用于急性吐泻，可用三棱针或粗毫针点刺出血。灸法：艾炷灸或温针灸5～7壮，艾条灸5～10分钟。

[主治] 咳嗽，气喘，咯血，胸部胀满，咽喉肿痛，小儿惊风，吐泻，绞肠痧，肘臂挛痛等。

二、手阳明大肠经

（Points of large Intestine Meridian of Hand-Yangming, LI）

LI 1　商 阳　Shāngyáng　**大肠经井穴**

［功效］清热解表，开窍苏厥。

［标准定位］ 在手指，示（食）指末节桡侧，指甲根角侧上方0.1寸（指寸）。

［刺灸法］ 刺法：直刺0.1～0.2寸；或用三棱针点刺出血。灸法：艾炷灸1～3壮，艾条灸5～10分钟。

［主治］喉痹，晕厥，中风昏迷，热病汗不出。

LI 2　二 间　Èrjiān　**大肠经荥穴**

［功效］解表清热，通利咽喉。

［标准定位］ 在手指，第2掌指关节桡侧远端赤白肉际处。

［刺灸法］ 刺法：直刺0.2～0.4寸。灸法：艾炷灸3～5壮，艾条灸5～10分钟。

［主治］咽喉肿痛，牙痛，三叉神经痛等。

LI 3　三 间　Sānjiān　**大肠经输穴**

［功效］清泄热邪，止痛利咽。

［标准定位］在手指,第2掌指关节桡侧近端凹陷中。

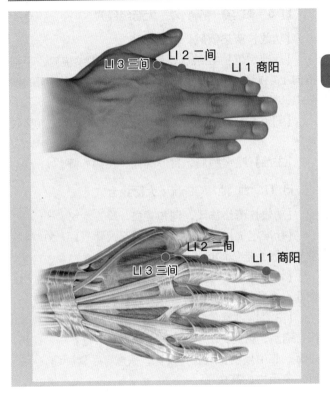

[刺灸法]　刺法：直刺0.3～0.5寸。灸法：艾炷灸3～5壮，艾条灸5～10分钟。

[主治]　咽喉肿痛，身热胸闷。

LI 5　阳溪　Yángxī　**大肠经经穴**

[功效] 清热散风，舒筋利节。

[标准定位] 在腕区，腕背侧远端横纹桡侧，手拇指向上翘起时，当拇短伸肌腱和拇长伸肌腱之间的凹陷中，即解剖学"鼻烟窝"凹陷中。

[刺灸法] 刺法：直刺 0.5 ～ 0.8 寸。灸法：艾炷灸 3 ～ 5 壮，艾条灸 10 ～ 20 分钟。

[主治] 咽喉肿痛，目赤肿痛，热病心烦。

LI 11　曲池　Qūchí　**大肠经合穴**

[功效] 清热祛风，调和营血，降逆活络。

[标准定位] 在肘区，屈肘时当尺泽（LU 5）与肱骨外上髁上连线的中点处。

[刺灸法] 刺法：直刺 1.0 ～ 2.5 寸。灸法：艾炷灸 5 ～ 7 壮，艾条灸 5 ～ 20 分钟。

[主治] 咽喉肿痛，咳嗽，气喘，热病，腹痛，吐泻，痢疾，肠痛，便秘，齿痛，目赤痛，疮，疖，瘾疹，丹毒，心中烦满，癫狂，善惊，头痛，手臂肿痛，手、肘、肩无力，高血压。

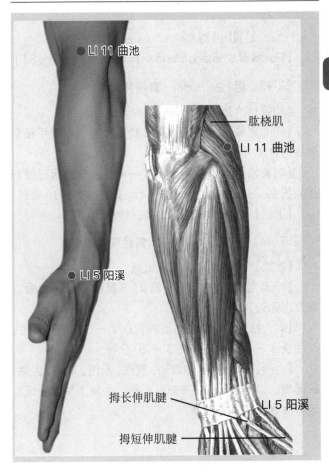

● LI 11 曲池

肱桡肌

LI 11 曲池

● LI 5 阳溪

拇长伸肌腱

LI 5 阳溪

拇短伸肌腱

三、足阳明胃经

（Points of Stomach Meridian of Foot-Yangming, ST）

ST 45　厉兑　Lìduì　胃经井穴

[功效] 清热和胃，苏厥醒神，通经活络。

[标准定位] 在足趾，第2趾末节外侧，趾甲根角侧后方0.1寸（指寸）。

[刺灸法] 刺法：浅刺0.1～0.2寸；或用三棱针点刺出血。灸法：艾炷灸1～3壮，艾条灸5～10分钟。

[主治] 牙痛，多梦，热病，精神病。

ST 44　内 庭　Nèitíng　胃经荥穴

[功效] 清胃泻火，理气止痛。

[标准定位] 在足背，第2、3趾间，趾蹼缘后方赤白肉际处。

[刺灸法] 刺法：直刺或斜刺0.3～0.5寸。灸法：艾炷灸3～5壮，艾条灸5～10分钟。

[主治] 胃肠疾患如腹痛、腹胀、泄泻、痢疾，齿痛，头面痛，口喎，喉痹，鼻衄，心烦，失眠多梦，狂证，足背肿痛、跖趾关节痛。

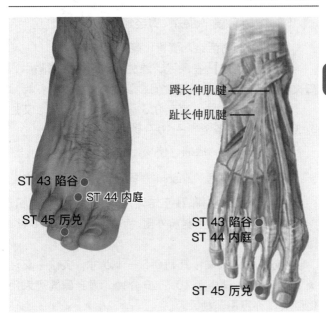

蹈长伸肌腱 ——

趾长伸肌腱 ——

ST 43 陷谷 ●
　　● ST 44 内庭
ST 45 厉兑
　　○

ST 43 陷谷 ●
ST 44 内庭 ●

ST 45 厉兑 ●

ST 43　陷谷　Xiàngǔ　胃经输穴

[功效]　清热解表，和胃行水，理气止痛。

[标准定位]　在足背，第 2、3 跖骨间，第 2 跖趾关节近端凹陷中。

[刺灸法]　刺法：直刺 0.2 ～ 0.3 寸。灸法：艾炷灸 3 ～ 5 壮，艾条灸 5 ～ 10 分钟。

[主治]　面肿，肠鸣腹痛，足背肿痛。

ST 41　解 溪　Jiěxī　胃经经穴

[功效] 舒筋活络，清胃化痰，镇惊安神。

[标我准定位] 在踝区，踝关节前面中央凹陷中，姆长伸肌腱与趾长伸肌腱之间。

[刺灸法] 刺法：直刺 0.3 ~ 0.5 寸。灸法：艾炷灸 3 ~ 5 壮，艾条灸 5 ~ 10 分钟。

[主治] 头痛，腹痛，便秘，踝关节肿痛等。

ST 36　足三里　Zúsānlǐ　胃经合穴；胃下合穴

[功效] 健脾和胃，扶正培元，通经活络，升降气机。

[标准定位] 在小腿前外侧，犊鼻 (ST 35) 下 3 寸，距胫骨前缘一横指。

[刺灸法] 刺法：直刺 0.5 ~ 1.5 寸。灸法：艾炷灸 5 ~ 10 壮，艾条灸 10 ~ 20 分钟。强身保健可采用化脓灸，亦可用药物天灸。

[主治] 胃肠疾患如胃痛，呕吐，腹胀，肠鸣，消化不良，泄泻，便秘，痢疾，霍乱，遗矢，疳积；心神疾患如心烦，心悸气短，不寐，癫狂，妄笑，中风；喘咳痰多，喘息，虚痨，咯血，小便不利，遗尿，疝气，膝胫酸痛，下肢不遂，脚气，水肿，头晕，鼻疾，耳鸣，眼目诸疾。强壮穴：用于真气不足，脏气虚惫，五痨七伤。

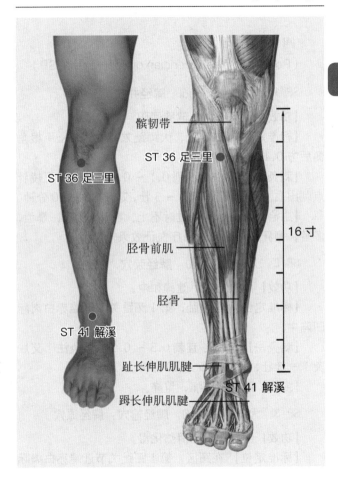

髌韧带

ST 36 足三里

ST 36 足三里

16 寸

胫骨前肌

胫骨

ST 41 解溪

趾长伸肌肌腱

ST 41 解溪

蹞长伸肌肌腱

四、足太阴脾经

（Points of Spleen Meridian of Foot-Taiyin, SP）

SP 1　隐 白　Yǐnbái　脾经井穴

[功效] 调经统血，健脾回阳。

[标准定位] 在足趾，大蹞趾末节内侧，趾甲根角侧后方 0.1 寸（指寸）。

[刺灸法] 刺法：浅刺 0.1 ~ 0.2 寸；或用三棱针点刺出血。灸法：艾炷灸 1 ~ 3 壮，艾条灸 5 ~ 10 分钟。

[主治] 血证如月经过时不止、崩漏；腹胀，暴泄，多梦，癫狂病。临床上治疗血证效果较好。

SP 2　大 都　Dàdū　脾经荥穴

[功效] 泄热止痛，健脾和中。

[标准定位] 在足趾，第 1 跖趾关节远端赤白肉际凹陷中。

[刺灸法] 刺法：直刺 0.3 ~ 0.5 寸。灸法：艾炷灸 1 ~ 3 壮，艾条灸 5 ~ 10 分钟。

[主治] 腹胀，腹痛，胃痛。

SP 3　太 白　Tàibái　脾经输穴；脾经原穴

[功效] 健脾和胃，清热化湿。

[标准定位] 在跖区，第 1 跖趾关节近端赤白肉际

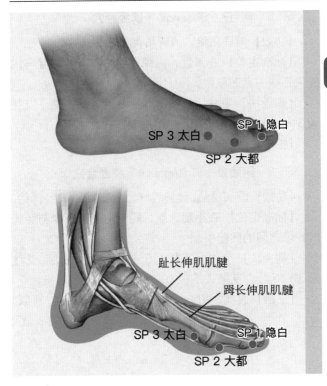

趾长伸肌肌腱

踇长伸肌肌腱

凹陷中。

[刺灸法] 刺法：直刺 0.3 ~ 0.5 寸。灸法：艾炷灸 3 ~ 5 壮，艾条灸 5 ~ 10 分钟。

[主治] 胃痛，腹胀，腹痛，肠鸣，呕吐，泄泻。

SP 5　商 丘　Shāngqiū　脾经经穴

[功效] 健脾化湿，通调肠胃。

[标准定位] 在踝区，内踝前下方，舟骨粗隆与内踝尖连线中点凹陷中。

[刺灸法] 刺法：直刺 0.3～0.5 寸。灸法：艾炷灸 3～5 壮，艾条灸 10～20 分钟。

[主治] 两足无力，足踝痛。

SP 9　阴陵泉　Yīnlíngquán　脾经合穴

[功效] 清利湿热，健脾理气，益肾调经，通经活络。

[标准定位] 在小腿内侧，胫骨内侧髁下缘与胫骨内侧缘之间的凹陷中。

[刺灸法] 刺法：直刺 1.0～1.5 寸。灸法：艾炷灸 3～5 壮，艾条灸 5～10 分钟。

[主治] 腹痛，腹胀，水肿，小便不利或失禁，遗尿。

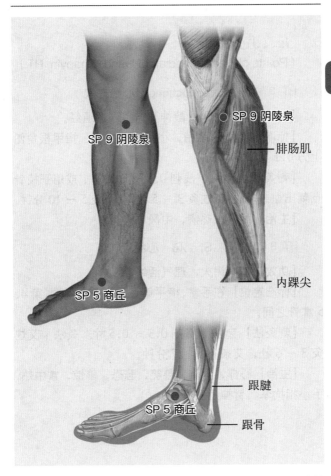

第
一
章

SP 9 阴陵泉

SP 9 阴陵泉

腓肠肌

SP 9 阴陵泉

内踝尖

SP 5 商丘

跟腱

SP 5 商丘

跟骨

五、手少阴心经

（Points of Heart Meridian of Hand-Shaoyin, HT）

HT 9　少 冲　Shàochōng　心经井穴

[功效] 清热息风，醒神开窍，理血通经。

[标准定位] 在手指，小指末节桡侧，指甲根角侧上方 0.1 寸（指寸）。

[刺灸法] 刺法：浅刺 0.1～0.2 寸；或用三棱针点刺出血。灸法：艾炷灸 3～5 壮，艾条灸 5～10 分钟。

[主治] 癫狂，热病，中风昏迷。

HT 8　少 府　Shàofǔ　心经荥穴

[功效] 清心泻火，理气活络。

[标准定位] 在手掌，横平第 5 掌指关节近端，第 4、5 掌骨之间。

[刺灸法] 刺法：直刺 0.3～0.5 寸。灸法：艾炷灸 3～5 壮，艾条灸 5～7 分钟。

[主治] 心悸，胸痛，善笑，悲恐，善惊，掌中热，手小指拘挛，臂神经痛。

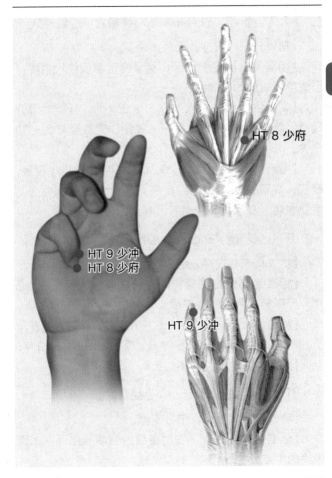

HT 8 少府

HT 9 少冲
HT 8 少府

HT 9 少冲

HT 7　神 门　Shénmén　心经输穴；心经原穴

[功效] 宁心安神，通经活络。

[标准定位] 在腕前区，腕掌侧远端横纹尺侧端，尺侧腕屈肌腱的桡侧缘。

[刺灸法] 刺法：直刺 0.3 ~ 0.5 寸，针刺时避开尺动、静脉。灸法：艾炷灸 1 ~ 3 壮，艾条温灸 5 ~ 15 分钟。

[主治] 心烦，心痛，心悸，怔忡，善忘，不寐，痴呆，癫狂，痫证，头痛头晕，目眩，目黄，咽干，失音，手臂寒痛，麻木，喘逆上气，呕血，热病不嗜食。

HT 4　灵 道　língdào　心经经穴

[功效] 宁心安神，活血通络。

[标准定位] 在前臂前区，腕掌侧远端横纹上 1.5 寸，尺侧腕屈肌腱的桡侧缘。

[刺灸法] 刺法：直刺 0.5 ~ 0.8 寸，针刺时避开尺动、静脉。灸法：艾炷灸 1 ~ 3 壮，艾条灸 10 ~ 20 分钟。

[主治] 心痛，手麻不仁。

HT 3　少 海　Shàohǎi　心经合穴

[功效] 理气通络，宁心安神。

[标准定位] 屈肘，在肘横纹内侧端与肱骨内上髁连线的中点处。

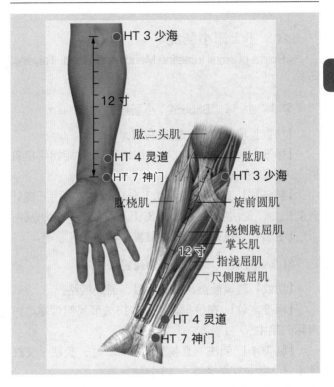

[刺灸法] 刺法：直刺0.5～1.0寸，或有麻电感向前臂放散。灸法：艾炷灸3～5壮，艾条灸5～10分钟。

[主治] 心痛，癫狂，善笑，痫证，暴喑，肘臂挛痛，麻木。

六、手太阳小肠经

（Points of small Intestine Meridian of Hand-Taiyang, SI）

SI 1 少泽 Shàozé 小肠经井穴

[功效] 清热通乳，散瘀利窍。

[标准定位] 在手指，小指末节尺侧，距指甲根角侧上方 0.1 寸（指寸）。

[刺灸法] 刺法：浅刺 0.1～0.2 寸；或用三棱针点刺出血。灸法：艾炷灸 1～3 壮，艾条灸 3～5 分钟。

[主治] 中风昏迷，目生翳膜，产后无乳。

SI 2 前谷 Qiángǔ 小肠经荥穴

[功效] 疏风散热，清头明目，通经活络。

[标准定位] 在手指，第 5 掌指关节尺侧远端赤白肉际凹陷中。

[刺灸法] 刺法：直刺 0.2～0.3 寸。灸法：艾炷灸 1～3 壮，艾条灸 5～10 分钟。

[主治] 头项急痛，颈项不得回顾，臂痛不得举。

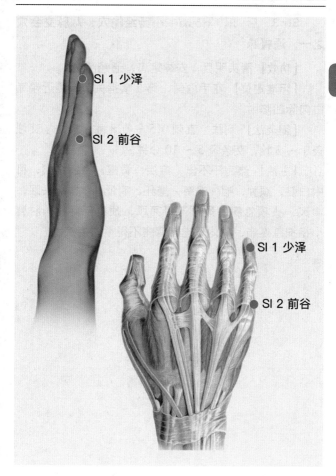

SI 3 后 溪 Hòuxī **小肠经输穴，八脉交会穴之一，通督脉**

[功效] 清头明目，安神定志，通经活络。

[标准定位] 在手内侧，第5掌指关节尺侧近端赤白肉际凹陷中。

[刺灸法] 刺法：直刺0.5～0.8寸。灸法：艾炷灸1～3壮，艾条灸5～10分钟。

[主治] 热病汗不出，疟疾，黄疸，目痛泣出，目中白翳，颊肿，咽肿喉痹，癫狂，痫证，脏躁，失眠，中风，头项急痛，颈项不得回顾，颈肩部疼痛，肘臂小指拘急疼痛，身体不遂，臂痛不得举，疟疾。

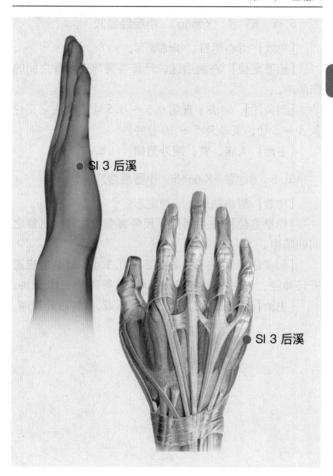

SI 5　阳 谷　Yánggǔ　**小肠经经穴**

[功效] 清心明目，镇惊聪耳。

[标准定位] 在腕后区，尺骨茎突与三角骨之间的凹陷中。

[刺灸法] 刺法：直刺0.3～0.5寸。灸法：艾炷灸3～5壮，艾条灸5～10分钟。

[主治] 头痛，臂、腕外侧痛。

SI 8　小 海　Xiǎohǎi　**小肠经合穴**

[功效] 清热祛风，宁神定志。

[标准定位] 在肘后区，尺骨鹰嘴与肱骨内上髁之间凹陷中。

[刺灸法] 刺法：直刺0.2～0.3寸。针刺时应避开尺神经。灸法：艾炷灸3～5壮，艾条灸5～10分钟。

[主治] 头痛，癫狂，痫证，耳鸣耳聋，肩臂后外侧痛。

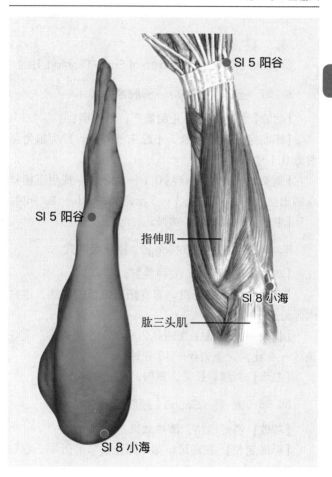

SI 5 阳谷

SI 5 阳谷

指伸肌————

SI 8 小海

肱三头肌————

SI 8 小海

七、足太阳膀胱经

（Points of Blader Meridian of Foot-Taiyang, BL）

BL 67　至 阴　Zhìyīn　膀胱经井穴

[功效] 活血理气，正胎催产，清头明目。

[标准定位] 在足趾，小趾末节外侧，趾甲根角侧后方 0.1 寸（指寸）。

[刺灸法] 刺法：浅刺 0.1 ～ 0.2 寸；或用三棱针点刺出血。灸法：艾炷灸 3 ～ 5 壮，艾条灸 10 ～ 20 分钟。

[主治] 胎位不正，难产。

BL 66　足通谷　Zútōnggǔ　膀胱经荥穴

[功效] 疏通经气，安神益智。

[标准定位] 在足趾，第 5 跖趾关节的远端，赤白肉际处。

[刺灸法] 刺法：直刺 0.2 ～ 0.3 寸。灸法：艾炷灸 3 ～ 5 壮，艾条灸 5 ～ 10 分钟。

[主治] 头痛，眩晕，癫痫，足趾痛等。

BL 65　束 骨　Shùgǔ　膀胱经输穴

[功效] 通经活络，清热散风。

[标准定位] 在跖区，第 5 跖趾关节的近端，赤白

第二章

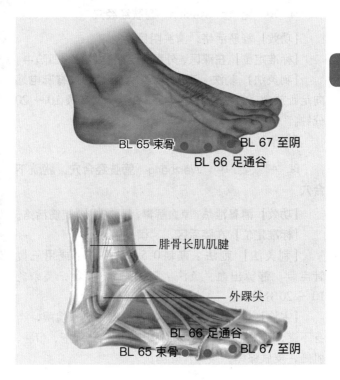

BL 65 束骨　　BL 67 至阴
BL 66 足通谷

腓骨长肌肌腱

外踝尖

BL 66 足通谷
BL 65 束骨　　BL 67 至阴

肉际处。

　　[刺灸法] 刺法：直刺 0.3 ~ 0.5 寸。灸法：艾炷灸 3 ~ 5 壮，艾条灸 5 ~ 10 分钟。

　　[主治] 头痛，目赤，痔疮，下肢后侧痛。

BL 60 昆 仑 Kūnlún 膀胱经经穴

[功效] 舒筋活络，清头明目。

[标准定位] 在踝区，外踝尖与跟腱之间的凹陷中。

[刺灸法] 刺法：直刺 0.5 ～ 1.5 寸，或有麻电感向足趾放散。灸法：艾炷灸 5 ～ 9 壮，艾条灸 10 ～ 20 分钟。

[主治] 头痛，腰骶疼痛。

BL 40 委 中 Wěizhōng 膀胱经合穴，膀胱下合穴

[功效] 清暑泄热，凉血解毒，醒脑安神，疏筋活络。

[标准定位] 在膝后区， 横纹中点。

[刺灸法] 刺法：直刺 0.5 ～ 1.0 寸；或用三棱针点刺 静脉出血。灸法：艾炷灸 5 ～ 7 壮，艾条灸 10 ～ 20 分钟。

[主治] 腰脊痛，尻股寒，髀枢痛，风寒湿痹，半身不遂，筋挛急，脚弱无力，脚气，丹毒，疔疮，疖肿，肌衄，皮肤瘙痒，腹痛，吐泻。

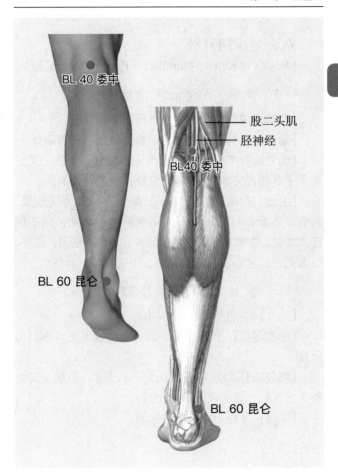

BL 40 委中

股二头肌

胫神经

BL40 委中

BL 60 昆仑

BL 60 昆仑

八、足少阴肾经

（Points of Kidney Meridian of Foot-Shaoyin, KI）

KI 1　涌 泉　Yǒngquán　肾经井穴

[功效] 滋阴益肾，平肝息风，醒脑开窍。

[标准定位] 在足底，屈足卷趾时足心最凹陷处。

[刺灸法] 刺法：直刺 0.5 ~ 1.0 寸。灸法：艾炷灸 3 ~ 5 壮，艾条灸 5 ~ 10 分钟，或药物天灸。

[主治] 尸厥，癫狂，痫证，善恐，善忘，小儿惊风，头痛，头晕，目眩，舌干，咽喉肿痛，鼻衄，喑不能言，喘逆，咳嗽短气，咳血，肺痨，阳痿，经闭，难产，妇人无子，足心热，五趾尽痛，下肢瘫痪，奔豚气。

KI 2　然 谷　Rángǔ　肾经荥穴

[功效] 滋阴补肾，清热利湿。

[标准定位] 在足内侧，足舟骨粗隆下方，赤白肉际处。

[刺灸法] 刺法：直刺 0.5 ~ 1.0 寸。灸法：艾炷灸 3 ~ 5 壮，艾条灸 5 ~ 10 分钟。

[主治] 月经不调，胸胁胀满。

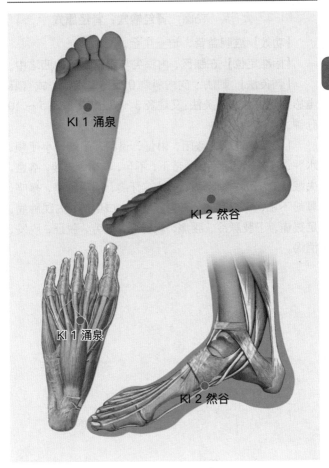

KI 3　太溪　Tàixī　肾经输穴；肾经原穴

[功效] 滋阴益肾，培土生金。

[标准定位] 在踝区，内踝尖与跟腱之间的凹陷中。

[刺灸法] 刺法：向内斜刺 0.5 ~ 1.0 寸，或有麻电感向足底放散。灸法：艾炷灸 3 ~ 5 壮，艾条灸 5 ~ 10 分钟。

[主治] 遗尿，癃闭，淋证，遗精，阳痿，小便频，水肿，月经不调，经闭，带下，不孕，咳嗽，气喘，咯血，失眠，健忘，神经衰弱，头痛，牙痛，咽喉肿痛，暴喑，鼻衄不止，耳鸣耳聋，青盲，夜盲，口中热，内踝肿痛，足跟痛，下肢厥冷，腰痛，厥脊痛，虚劳，脱证，脱发，消渴。

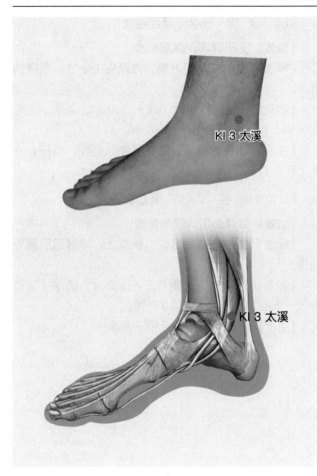

KI 3 太溪

KI 3 太溪

KI 7　复 溜　Fùliū　**肾经经穴**

[功效] 发汗解表，温阳利水。

[标准定位] 在小腿内侧，内踝尖上2寸，跟腱的前缘。

[刺灸法] 刺法：直刺0.8～1.0寸。灸法：艾炷灸3～5壮，艾条灸10～15分钟。

[主治] 水肿，腹胀，腰脊强痛，腿肿，盗汗，身热无汗，自汗。

KI 10　阴 谷　Yīngǔ　**肾经合穴**

[功效] 益肾助阳，理气止痛。

[标准定位] 在膝后区，　横纹上，半腱肌肌腱外侧缘。

[刺灸法] 刺法：直刺0.8～1.2寸。灸法：艾炷灸3～5壮，艾条灸5～10分钟。

[主治] 遗精，阳痿，月经不调等。

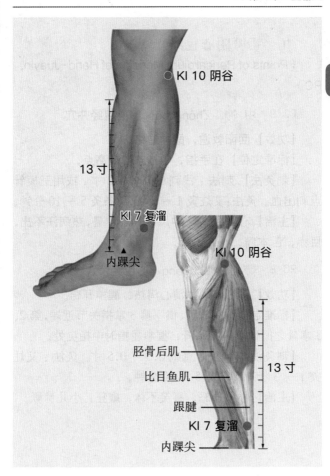

○ KI 10 阴谷

13寸

KI 7 复溜

▲
内踝尖

KI 10 阴谷

胫骨后肌 ——

比目鱼肌 ——

13寸

跟腱 ——

KI 7 复溜

内踝尖 ——

九、手厥阴心包经

（Points of Pericardium Meridian of Hand-Jueyin, PC）

PC 9　中冲　Zhōngchōng　心包经井穴

[功效] 回阳救逆，醒神通络。

[标准定位] 在手指，中指末端最高点。

[刺灸法] 刺法：浅刺 0.1～0.2 寸；或用三棱针点刺出血。灸法：艾炷灸 1～3 壮，艾条灸 5～10 分钟。

[主治] 心痛，心烦，中风，晕厥，中暑，热病汗不出，目赤，舌本痛，小儿夜啼。

PC 8　劳宫　Láogōng　心包经荥穴

[功效] 解表除烦，清心泻热，醒神开窍。

[标准定位] 在掌区，横平第 3 掌指关节近端，第 2、3 掌骨之间偏于第 3 掌骨，握拳屈指时中指尖处。

[刺灸法] 刺法：直刺 0.3～0.5 寸。灸法：艾炷灸 1～3 壮，艾条灸 5～10 分钟。

[主治] 心烦善怒，喜笑不休，癫狂，小儿惊厥。

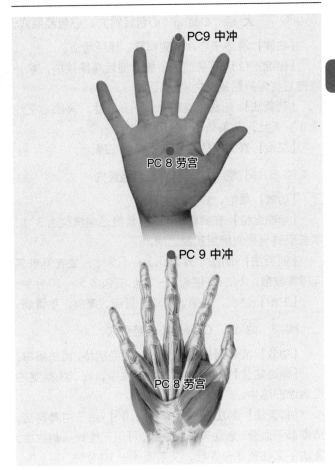

PC 7　大　陵　Dàlíng　心包经输穴，心包经原穴

[功效] 清热宁心，宽胸和胃，通经活血。

[标准定位] 在腕前区，腕掌侧远端横纹中，掌长肌腱与桡侧腕屈肌腱之间。

[刺灸法] 刺法：直刺 0.3 ~ 0.5 寸。灸法：艾炷灸 3 ~ 5 壮，艾条灸 10 ~ 20 分钟。

[主治] 喜笑不休，狂言不乐，脏躁。

PC 5　间　使　Jiānshǐ　心包经经穴

[功效] 截疟，安神，宽胸。

[标准定位] 在前臂前区，腕掌侧远端横纹上 3 寸，掌长肌腱与桡侧腕屈肌腱之间。

[刺灸法] 刺法：直刺 0.5 ~ 1.5 寸，或有麻电感向指端放散。灸法：艾炷灸 3 ~ 7 壮，艾条灸 5 ~ 10 分钟。

[主治] 疟疾，心痛，心悸，胃痛，癫痫，手臂痛。

PC 3　曲　泽　Qūzé　心包经合穴

[功效] 清暑泻热，补益心气，通经活络，清热解毒。

[标准定位] 在肘前区，肘横纹中，肱二头肌腱的尺侧缘凹陷中。

[刺灸法] 刺法：直刺 0.5 ~ 1.0 寸；用于中暑高热，热毒郁于血分，急性胃肠炎等病，可用三棱针点刺放血。灸法：艾炷灸 3 ~ 5 壮，艾条灸 5 ~ 10 分钟。

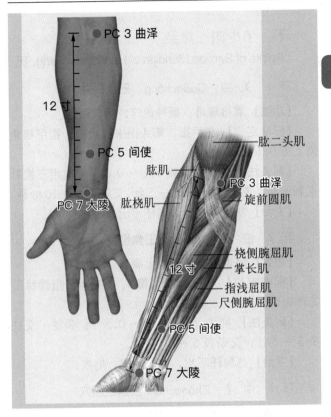

[主治] 霍乱，肘臂挛痛不伸，痧证，风疹，中暑，发热，急性胃肠炎等。

十、手少阳三焦经

（Points of Sanjiao Meridian of Hand-shaoyang, TE）

TE 1　关 冲　Guānchōng　三焦经井穴

[功效] 清热解毒，醒神通窍，活血通络。

[标准定位] 在手指，第4指末节尺侧，指甲根角侧上方0.1寸（指寸）。

[刺灸法] 刺法：浅刺0.1～0.3寸；或用三棱针点刺出血。灸法：艾炷灸3～5壮，艾条灸5～10分钟。

[主治] 寒热头痛，热病汗不出。

TE 2　液 门　Yèmén　三焦经荥穴

[功效] 解表清热，通络止痛。

[标准定位] 在手背，当第4、5指间，指蹼缘后方赤白肉际处。

[刺灸法] 刺法：直刺0.3～0.5寸。灸法：艾炷灸3～5壮，艾条灸5～10分钟。

[主治] 热病汗不出，寒热头痛，疟疾。

TE 3　中 渚　Zhōngzhǔ　三焦经输穴

[功效] 清热通络，聪目明目。

[标准定位] 在手背，第4、5掌骨间，掌指关节近端凹陷中。

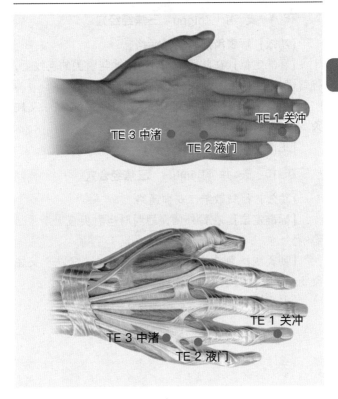

[刺灸法] 刺法：直刺 0.3 ~ 0.5 寸。灸法：艾炷灸 3 ~ 5 壮，艾条灸 5 ~ 10 分钟。

[主治] 耳聋，耳鸣，头痛，手臂痛等。

TE 6　支　沟　Zhīgōu　三焦经经穴

[功效] 解表清热，通经活络。

[标准定位] 在前臂背侧，当阳池与肘尖的连线上，腕背横纹上 3 寸，尺骨与桡骨之间。

[刺灸法] 刺法：直刺 0.5 ~ 1.0 寸。灸法：艾炷灸 3 ~ 5 壮，艾条灸 10 ~ 20 分钟。

[主治] 胸胁痛，大便不通。

TE 10　天　井　Tiǎnjǐng　三焦经合穴

[功效] 行气散结，安神通络。

[标准定位] 在臂外侧，屈肘时当肘尖直上 1 寸凹陷中。

[刺灸法] 刺法：直刺 0.5 ~ 1.0 寸。灸法：艾炷灸 3 ~ 5 壮，艾条灸 10 ~ 20 分钟。

[主治] 暴喑，眼疾，瘰疬，手臂痛。

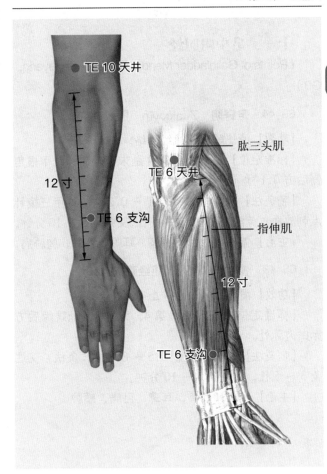

TE 10 天井

12寸

TE 6 支沟

肱三头肌

TE 6 天井

指伸肌

12寸

TE 6 支沟

十一、足少阳胆经

（Points of Gallbladder Meridian of Foot-Shaoyang, GB）

GB 44　足窍阴　Zúqiàoyīn　胆经井穴

[功效] 清热解郁，通经活络。

[标准定位]　在足趾，第4趾末节外侧，趾甲根角侧后方0.1寸（指寸）。

[刺灸法]　刺法：浅刺0.1～0.2寸；或用三棱针点刺放血。灸法：艾炷灸3～5壮，艾条灸5～10分钟。

[主治] 偏头痛，目赤肿痛，耳鸣，耳聋，胸胁痛。

GB 43　侠溪　Xiáxī　胆经荥穴

[功效] 清热息风，消肿止痛。

[标准定位]　在足背，第4、5趾间，趾蹼缘后方赤白肉际处。

[刺灸法]　刺法：直刺0.5～0.8寸。灸法：艾炷灸3～5壮，艾条灸5～10分钟。

[主治] 头痛，耳鸣，耳聋，目痛，颊肿。

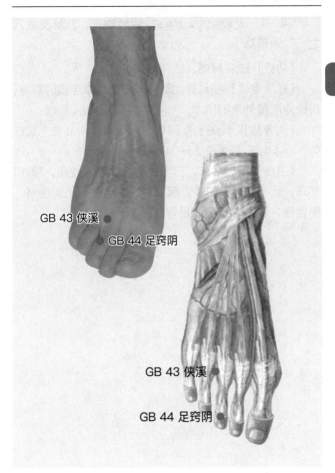

GB 43 侠溪
GB 44 足窍阴
GB 43 侠溪
GB 44 足窍阴

GB 41　足临泣　Zúlínqì　胆经输穴，八脉交会穴之一，通带脉

[功效] 疏肝解郁，息风泻火。

[标准定位] 在足背，第4、5跖骨底结合部的前方，小趾伸肌腱外侧凹陷中。

[刺灸法] 刺法：直刺0.5～0.8寸。灸法：艾炷灸3～5壮，艾条灸5～10分钟。

[主治] 头痛目眩，目赤肿痛，颔痛，齿痛，咽肿，耳聋，乳痛，呼吸困难，腋下肿，胁肋痛，足跗肿痛，髀枢痛，膝踝关节痛，足背红肿。

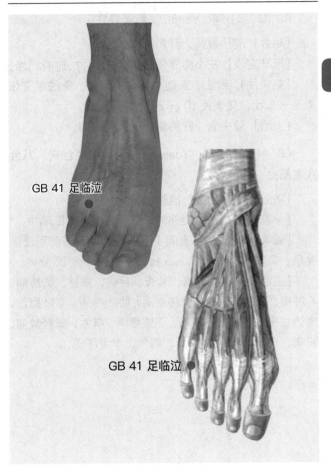

GB 41 足临泣

GB 41 足临泣

GB 38　阳 辅　Yángfǔ　胆经经穴

[功效] 清热散风，舒筋活络。

[标准定位] 在小腿外侧，外踝尖上4寸，腓骨前缘。

[刺灸法] 刺法：直刺1.0～1.5寸。灸法：艾炷灸3～5壮，艾条灸10～20分钟。

[主治] 偏头痛，胸胁痛，下肢外侧痛。

GB 34　阳陵泉　Yánglíngquán　胆经合穴；八会穴之筋会；胆下合穴

[功效] 清热息风，消肿止痛。

[标准定位] 在小腿外侧，腓骨头前下方凹陷中。

[刺灸法] 刺法：直刺1.0～3.0寸，深刺可透阴陵泉。灸法：艾炷灸3～5壮，艾条灸5～10分钟。

[主治] 头痛，耳鸣，耳聋，目痛，颊肿，胸胁痛，乳肿痛，气喘，咳逆，胸胁支满，胁肋疼痛，呕吐胆汁，寒热往来，黄疸，膝肿痛，下肢痿痹、麻木，脚胫酸痛，筋挛，筋软，筋缩，筋紧，脚气，半身不遂。

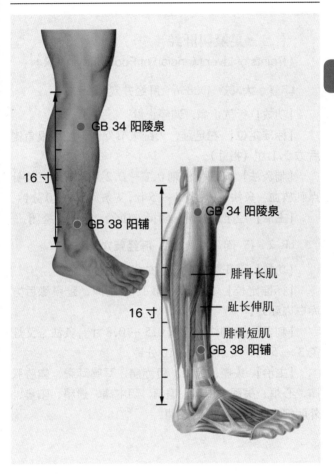

GB 34 阳陵泉

16寸

GB 38 阳辅

GB 34 阳陵泉

腓骨长肌

趾长伸肌

腓骨短肌

GB 38 阳辅

16寸

十二、足厥阴肝经

（Points of Liver Meridian of Foot-Jueyin, LR）

LR 1　大 敦　Dàdūn　肝经井穴

[功效] 行气止痛，调经止淋。

[标准定位] 在足趾，大趾末节外侧，趾甲根角侧后方 0.1 寸（指寸）。

[刺灸法] 刺法：浅刺 0.1 ~ 0.2 寸，或用三棱针点刺放血。灸法：艾炷灸 3 ~ 5 壮，艾条灸 5 ~ 10 分钟。

[主治] 经闭，崩漏，阴挺，疝气，遗尿，癃闭。

LR 2　行 间　Xíngjiān　肝经荥穴

[功效] 平肝潜阳，泻热安神，凉血止血。

[标准定位] 在足背，第 1、2 趾间，趾蹼缘后方赤白肉际处。

[刺灸法] 刺法：直刺 0.5 ~ 0.8 寸。灸法：艾炷灸 3 ~ 5 壮，艾条灸 5 ~ 10 分钟。

[主治] 头痛、眩晕、目赤痛，耳鸣耳聋，胸胁胀痛，心烦，失眠，中风，癫痫，阴中痛，遗精，阳痿，外阴瘙痒，痛经，月经不调。

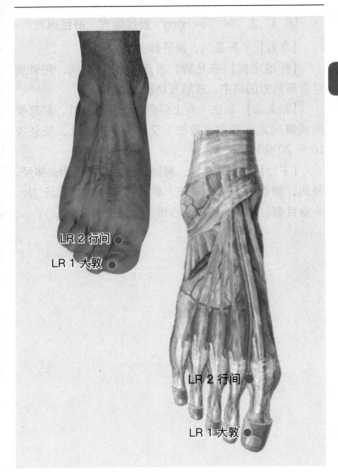

LR 3　太 冲　Tàichōng　肝经输穴，肝经原穴

[功效] 平肝息风，疏肝养血。

[标准定位] 在足背，当第 1、2 跖骨间，跖骨底结合部前方凹陷中，或触及动脉搏动。

[刺灸法] 刺法：向上斜刺 0.5 ~ 1.0 寸，局部酸胀或麻向足底放射。灸法：艾炷灸 3 ~ 5 壮，艾条灸 10 ~ 20 分钟。

[主治] 阴痛，遗尿，胸胁支满，月经不调，痛经，经闭，崩漏，带下，难产，乳痛，筋挛，腿软无力，头昏目痛，头痛，癫痫，心烦，失眠。

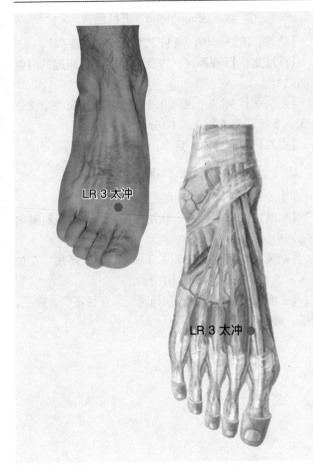

LR 4　中　封　Zhōngfēng　肝经经穴

[功效] 清肝胆热，通利下焦，疏筋活络。

[标准定位] 在踝区，内踝前，胫骨前肌腱的内侧缘凹陷处。

[刺灸法] 刺法：直刺 0.5 ～ 0.8 寸。灸法：艾炷灸 3 ～ 5 壮，艾条灸 5 ～ 10 分钟。

[主治] 内踝肿痛，足冷，少腹痛，嗌干。

LR 8　曲　泉　Qūquán　肝经合穴

[功效] 疏肝理气，调经止痛。

[标准定位] 在膝部，横纹内侧端，半腱肌肌腱内缘凹陷中。

[刺灸法] 刺法：直刺 1.0 ～ 1.5 寸。灸法：艾炷灸 3 ～ 5 壮，艾条灸 5 ～ 10 分钟。

[主治] 阳痿，遗精，前列腺炎，月经不调，痛经，阴痒，癃闭，膝痛等。

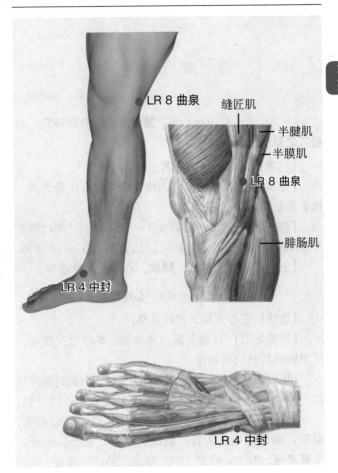

LR 8 曲泉

缝匠肌

半腱肌

半膜肌

LR 8 曲泉

腓肠肌

LR 4 中封

LR 4 中封

第三章 原 穴

LU 9 太渊 Tàiyuān 肺经原穴，肺经输穴，八会穴之脉会

[功效] 止咳化痰，通调血脉，健脾益气。

[标准定位] 在腕前区，桡骨茎突与舟状骨之间，拇长展肌腱尺侧凹陷中。

[刺灸法] 刺法：直刺 0.2 ~ 0.3 寸。针刺时应避开桡动脉。灸法：艾炷灸 1 ~ 3 壮，艾条灸 5 ~ 10 分钟。

[主治] 咳嗽、哮喘、胸满、心悸、无脉症等。

HT 7 神门 Shénmén 心经原穴，心经输穴

[功效] 宁心安神，通经活络。

[标准定位] 在腕前区，腕掌侧远端横纹尺侧端，尺侧腕屈肌腱的桡侧缘。

[刺灸法] 刺法：直刺 0.3 ~ 0.5 寸，针刺时避开尺动、静脉。灸法：艾炷灸 1 ~ 3 壮，艾条温灸 5 ~ 15 分钟。

[主治] 心烦，心痛，心悸，怔忡，善忘，不寐，痴呆，癫狂，痫证，头痛头昏，目眩，目黄，咽干，失音，手臂寒痛，麻木，喘逆上气，呕血，热病不嗜食。

第三章

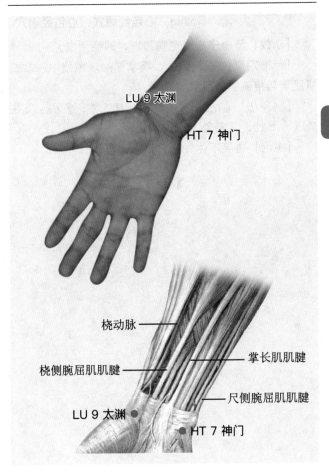

LU 9 太渊
HT 7 神门

桡动脉
掌长肌肌腱
桡侧腕屈肌肌腱
尺侧腕屈肌肌腱
LU 9 太渊
HT 7 神门

PC 7　大 陵　Dàlíng　**心包经原穴，心包经输穴**

[功效] 清热宁心，宽胸和胃，通经活血。

[标准定位]　在腕前区，腕掌侧远端横纹中，掌长肌肌腱与桡侧腕屈肌肌腱之间。

[刺灸法]　刺法：直刺 0.3 ～ 0.5 寸。灸法：艾炷灸 3 ～ 5 壮，艾条灸 10 ～ 20 分钟。

[主治] 喜笑不休，狂言不乐，脏躁。

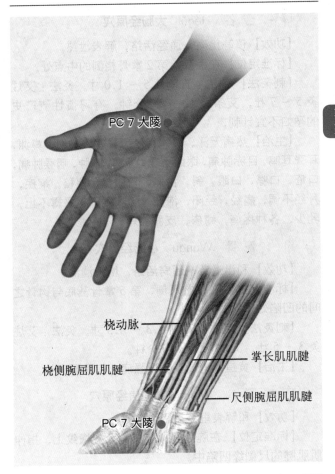

PC 7 大陵

桡动脉

掌长肌肌腱

桡侧腕屈肌肌腱

尺侧腕屈肌肌腱

PC 7 大陵

LI 4　合谷　Hégǔ　**大肠经原穴**

[功效] 镇静止痛，通经活络，解表泄热。

[标准定位] 在手背，第2掌骨桡侧的中点处。

[刺灸法] 刺法：直刺0.5～1.0寸。灸法：艾炷灸5～7壮，艾条灸10～20分钟。有习惯性流产史的孕妇不宜针刺。

[主治] 热病无汗，头痛目眩，**鼻塞**，**鼻衄**，**鼻渊**，耳聋耳鸣，目赤肿痛，眼睑下垂，牙痛，齿龈肿，咽喉肿痛，口疮，口噤，口眼斜，舌痛，胃腹痛，便秘，痢疾，月经不调，痛经，经闭，滞产，胎衣不下，恶露不止，乳少，各种疼痛，瘾疹，皮肤瘙痒，荨麻疹。

SI 4　腕骨　Wàngǔ　**小肠经原穴**

[功效] 利湿退黄，通窍活络，增液消渴。

[标准定位] 在手掌尺侧，第5掌骨基底与钩骨之间的凹陷处，赤白肉际处。

[刺灸法] 刺法：直刺0.3～0.5寸。灸法：艾炷灸3～5壮，艾条灸5～10分钟。

[主治] 黄疸，消渴，头项强痛，指挛臂痛等。

TE 4　阳池　Yángchí　**三焦经原穴**

[功效] 和解表里，益阴增液。

[标准定位] 在腕后区，腕背侧远端横纹上，指伸肌肌腱的尺侧缘凹陷中。

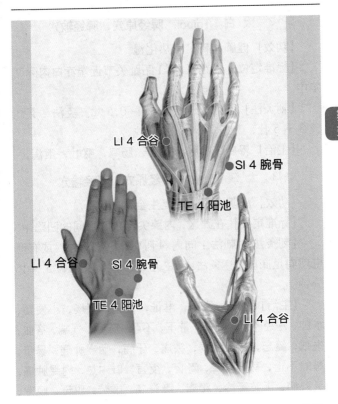

[刺灸法] 刺法：直刺0.3～0.5寸。灸法：艾炷灸3～5壮，艾条灸3～5分钟。

[主治] 疟疾，消渴，腕关节红肿不得屈伸。

SP 3　太　白　Tàibái　脾经原穴，脾经输穴

[功效] 健脾和胃，清热化湿。

[标准定位] 在跖区，第1跖趾关节近端赤白肉际凹陷中。

[刺灸法] 刺法：直刺0.3～0.5寸。灸法：艾炷灸3～5壮，艾条灸5～10分钟。

[主治] 胃痛，腹胀，腹痛，肠鸣，呕吐，泄泻。

KI 3　太　溪　Tàixī　肾经原穴，肾经输穴

[功效] 滋阴益肾，培土生金。

[标准定位] 在踝区，内踝尖与跟腱之间的凹陷中。

[刺灸法] 刺法：向内斜刺0.5～1.0寸，或有麻电感向足底放散。灸法：艾炷灸3～5壮，艾条灸5～10分钟。

[主治] 遗尿、癃闭，淋证，遗精，阳痿，小便频，水肿，月经不调，经闭，带下，不孕，咳嗽，气喘，咯血，失眠，健忘，神经衰弱，头痛，牙痛，咽喉肿痛，暴喑，鼻衄不止，耳鸣耳聋，青盲，夜盲，口中热，内踝肿痛，足跟痛，下肢厥冷，腰痛，厥脊痛，虚劳，脱证，脱发，消渴。

第三章

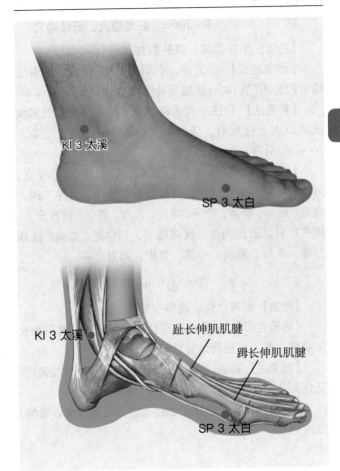

KI 3 太溪

SP 3 太白

KI 3 太溪

趾长伸肌肌腱

踇长伸肌肌腱

SP 3 太白

LR 3　太冲　Tàichōng　**肝经原穴，肝经输穴**

[功效] 平肝息风，疏肝养血。

[标准定位] 在足背，当第 1、2 跖骨间，跖骨底结合部前方凹陷中，或触及动脉搏动。

[刺灸法] 刺法：向上斜刺 0.5 ～ 1.0 寸，局部酸胀或麻向足底放射。灸法：艾炷灸 3 ～ 5 壮，艾条灸 10 ～ 20 分钟。

[主治] 阴痛，精液不足，狐疝，遗尿，癃闭，小便赤，淋病，呕吐，胸胁支满，绕脐腹痛，飧泄，月经不调，痛经，经闭，崩漏，带下，难产，乳痛，筋挛，腿软无力，脚气红肿，五趾拘急，喉痛嗌干，口中烂，口㖞，头昏目痛，头痛，癫痫，心烦，失眠，腰脊疼痛。

ST 42　冲阳　Chōngyáng　**胃经原穴**

[功效] 和胃化痰，通络宁神。

[标准定位] 在足背最高处，当跗长伸肌腱与趾长伸肌腱之间，可触及足背动脉。

[刺灸法] 刺法：避开动脉，直刺 0.2 ～ 0.3 寸。灸法：艾炷灸 3 ～ 5 壮，艾条灸 5 ～ 10 分钟。

[主治] 胃痛，腹胀，足痿无力，足背肿痛，善惊，狂疾等。

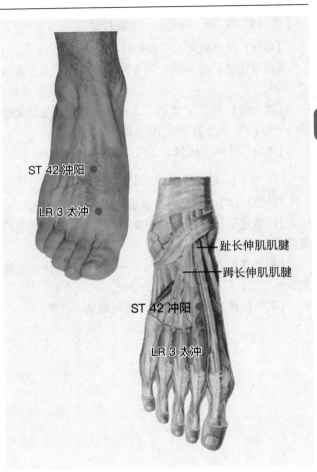

ST 42 冲阳

LR 3 太冲

ST 42 冲阳

LR 3 太冲

—— 趾长伸肌肌腱

—— 姆长伸肌肌腱

BL 64　京 骨　Jīnggǔ　膀胱经原穴

[功效] 清热散风，宁心安神。

[标准定位] 在跖区，第5跖骨粗隆前下方，赤白肉际处。

[刺灸法] 刺法：直刺0.3～0.5寸。灸法：艾炷灸3～7壮，艾条灸5～10分钟。

[主治] 头痛，眩晕，项强，腰腿痛等。

GB 40　丘 墟　Qiūxū　胆经原穴

[功效] 清暑泄热，凉血解毒，醒脑安神，疏筋活络。

[标准定位] 在踝区，外踝的前下方，趾长伸肌肌腱的外侧凹陷中。

[刺灸法] 刺法：直刺0.5～1.0寸。灸法：艾炷灸5～7壮，艾条灸10～20分钟。

[主治] 偏头痛，胸胁痛，腰腿酸痛，疟疾。

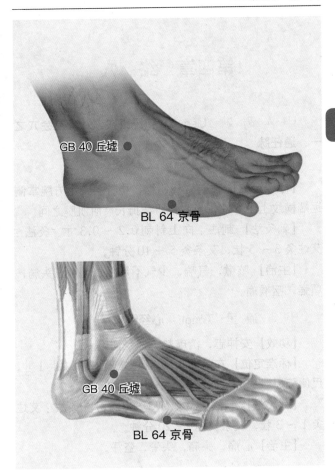

第四章 络 穴

LU 7 列 缺 Lièquē **肺经络穴，八脉交会穴之一，通任脉**

[功效] 祛风散邪，通调任脉。

[标准定位] 在前臂桡侧缘，桡骨茎突上方腕掌侧远端横纹上 1.5 寸，当肱桡肌与拇长展肌肌腱之间。

[刺灸法] 刺法：向上斜刺 0.2 ~ 0.3 寸。灸法：艾炷灸 3 ~ 5 壮，艾条灸 5 ~ 10 分钟。

[主治] 咳嗽，气喘，少气不足以息，偏正头痛，项强，咽喉痛。

HT 5 通 里 Tōnglǐ **心经络穴**

[功效] 安神志，清虚热，通经活络。

[标准定位] 在前臂掌侧，腕掌侧远端横纹上 1 寸，尺侧腕屈肌腱的桡侧缘。

[刺灸法] 刺法：直刺 0.3 ~ 0.5 寸。灸法：艾炷灸 1 ~ 3 壮，艾条灸 10 ~ 20 分钟。

[主治] 心痛，头痛，头晕，盗汗。

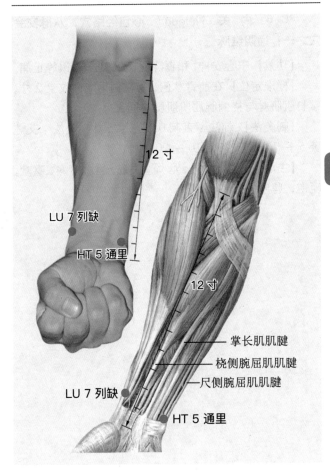

第四章

LU 7 列缺

HT 5 通里

12寸

12寸

掌长肌肌腱

桡侧腕屈肌肌腱

尺侧腕屈肌肌腱

LU 7 列缺

HT 5 通里

PC 6　内关　Nèiguān　**心包经络穴，八脉交会穴之一，通阴维脉**

[功效] 宁心安神，和胃降逆，宽胸理气，镇静止痛。

[标准定位] 在前臂掌侧，腕掌侧远端横纹上 2 寸，掌长肌肌腱与桡侧腕屈肌肌腱之间。

[刺灸法] 刺法：直刺 0.5 ~ 1.5 寸。灸法：艾炷灸 5 ~ 7 壮，艾条灸 10 ~ 20 分钟。

[主治] 心痛，心悸，心烦，失眠，胃脘疼痛，呕吐，呃逆，哮喘。

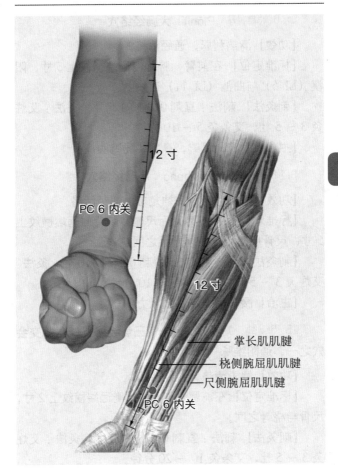

12寸

PC 6 内关

第四章

12寸

掌长肌肌腱

桡侧腕屈肌肌腱

尺侧腕屈肌肌腱

PC 6 内关

LI 6　偏历　Piānlì　**大肠经络穴**

[功效]清热利尿，通经活络。

[标准定位]在前臂，腕背侧远端横纹上3寸，阳溪（LI 5）与曲池（LI 11）连线上。

[刺灸法]刺法：直刺0.3～0.5寸。灸法：艾炷灸3～5壮，艾条灸5～10分钟。

[主治]耳聋，耳鸣，鼻衄，肠鸣腹痛。

SI 7　支正　Zhīzhèng　**小肠经络穴**

[功效]清热解毒，安神定志，通经活络。

[标准定位]在前臂背面尺侧，腕背侧远端横纹上5寸，尺骨尺侧与尺侧腕屈肌之间。

[刺灸法]刺法：直刺或斜刺0.5～1.0寸。灸法：艾炷灸3～5壮，艾条灸5～10分钟。

[主治]腰背酸痛，四肢无力。

TE 5　外关　Wàiguān　**三焦经络穴，八脉交会穴之一，通阳维脉**

[功效]解表清热，通经活络。

[标准定位]在前臂背侧，腕背侧远端横纹上2寸，尺骨与桡骨之间。

[刺灸法]刺法：直刺0.5～1.0寸。灸法：艾炷灸3～5壮，艾条灸10～20分钟。

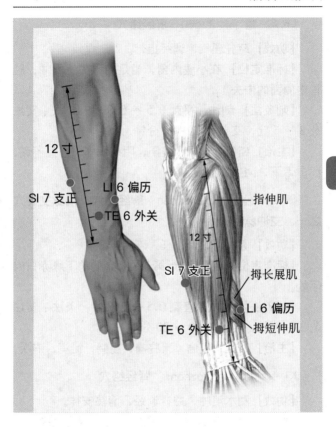

[主治] 热病，感冒，头痛，耳鸣，急惊风，胸胁痛，肘臂屈伸不利。

LR 5 蠡 沟 Lígōu 肝经络穴

[功效] 疏肝理气，调经止带。

[标准定位] 在小腿内侧，当足内踝尖上 5 寸，胫骨内侧面的中央。

[刺灸法] 刺法：平刺 0.5 ～ 0.8 寸。灸法：艾炷灸 3 ～ 5 壮，艾条灸 5 ～ 10 分钟。

[主治] 疝气，遗尿，癃闭，阴痛阴痒，月经不调，赤白带下，阴挺，崩漏。

SP 4 公 孙 Gōngsūn 脾经络穴，八脉交会穴之一，交冲脉

[功效] 健脾胃，调冲任。

[标准定位] 在跖区，当第 1 跖骨底的前下缘赤白肉际处。

[刺灸法] 刺法：直刺 0.5 ～ 0.8 寸。灸法：艾炷灸 3 ～ 5 壮，艾条灸 10 ～ 20 分钟。

[主治] 呕吐，腹痛，胃脘痛，肠鸣，泄泻，痢疾。

KI 4 大 钟 Dàzhōng 肾经络穴

[功效] 利水消肿，益肾调经，清热安神。

[标准定位] 在跟区，内踝后下方，跟骨上缘，跟腱附着部前缘凹陷中。

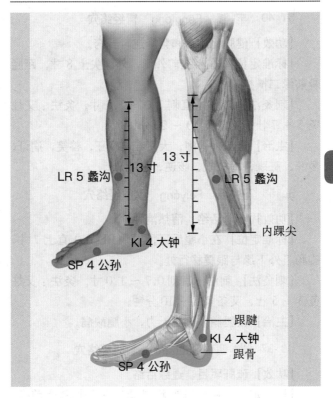

[刺灸法] 刺法：直刺0.5～1.0寸。灸法：艾炷灸或温针灸3～5壮，艾条灸5～10分钟。

[主治] 咽喉肿痛，腰脊强痛。

ST 40 丰 隆 Fēnglóng 胃经络穴

[功效] 健脾化痰，和胃降逆，开窍。

[标准定位] 在小腿前外侧，外踝尖上8寸，距胫骨前缘二横指。

[刺灸法] 刺法：直刺1.0～1.5寸。灸法：艾炷灸5～7壮，艾条灸10～20分钟。

[主治] 痰涎，胃痛，大便难，癫狂，善笑，痫证，多寐，脏躁，梅核气，咳逆，哮喘。

BL 58 飞 扬 Fēiyáng 膀胱经络穴

[功效] 舒筋活络，清热消肿。

[标准定位] 在小腿后区，昆仑（BL 60）直上7寸，腓肠肌外下缘与跟腱移行处。

[刺灸法] 刺法：直刺0.7～1.0寸。灸法：艾炷灸3～5壮，艾条灸5～10分钟。

[主治] 腰腿痛，膝胫无力，小腿酸痛。

GB 37 光 明 Guāngmíng 胆经络穴

[功效] 疏肝明目，通经活络。

[标准定位] 在小腿外侧，外踝尖上5寸，腓骨前缘。

[刺灸法] 刺法：直刺1.0～1.2寸。灸法：艾炷灸3～5壮，艾条灸10～20分钟。

[主治] 目赤肿痛，视物不明，偏头痛，下肢痿痹。

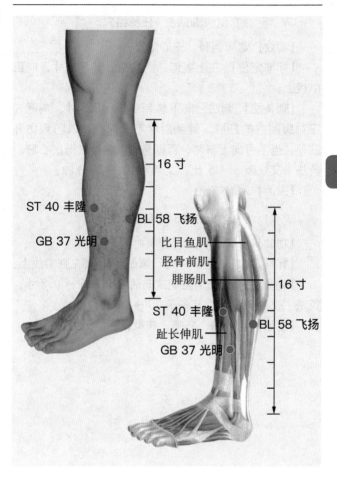

16寸

ST 40 丰隆

GB 37 光明

BL 58 飞扬

比目鱼肌
胫骨前肌
腓肠肌

16寸

ST 40 丰隆
趾长伸肌
GB 37 光明

BL 58 飞扬

CV 15　鸠尾　Jiūwěi　**任脉络穴**

[功效] 宽胸利膈，宁心定志。

[标准定位]　在上腹部，剑胸结合部下 1 寸，前正中线上。

[刺灸法] 刺法：向下斜刺 0.3 ～ 0.5 寸。鸠尾穴正对腹腔内的肝脏，针刺时除不宜深刺，以防刺伤肝脏外，也不可向上斜刺，否则易刺入胸腔，损伤心脏。灸法：艾炷灸 3 ～ 5 壮，艾条灸 10 ～ 20 分钟。

[主治] 胸满咳逆。

SP 21　大 包　Dàbāo　**脾之大络**

[功效] 宽胸益脾，调理气血。

[标准定位] 在胸外侧区，第 6 肋间隙，在腋中线上。

[刺灸法] 刺法：斜刺或向后平刺 0.5 ～ 0.8 寸。灸法：艾炷灸 3 壮，艾条灸 10 ～ 20 分钟。

[主治] 胸胁痛，气喘，咳嗽，四肢无力。

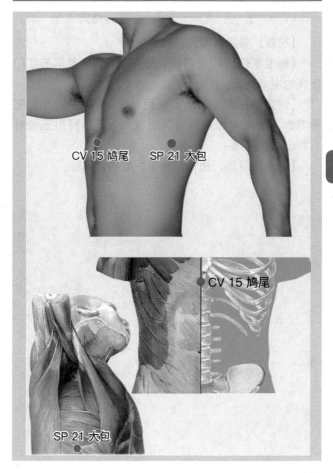

CV 15 鸠尾   SP 21 大包

CV 15 鸠尾

SP 21 大包

GV 1　长 强　Chángqiáng　**督脉络穴**

[功效] 育阴潜阳，益气固脱。

[标准定位] 在会阴区，尾骨下方，尾骨端与肛门连线的中点处。

[刺灸法] 刺法：向上斜刺 0.5 ~ 1.0 寸，贴近尾骨前缘，沿尾骨和直肠之间缓慢刺入。也可用三棱针点刺出血。灸法：一般不灸。

[主治] 泄泻，便秘，便血，痔疾，脱肛。

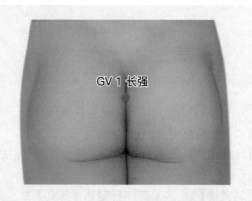

GV 1 长强

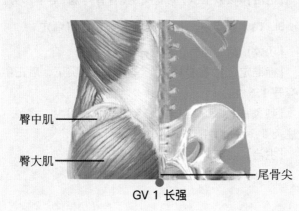

臀中肌

臀大肌

尾骨尖

GV 1 长强

第五章　背俞穴

BL 13　肺俞　Fèishū　**肺之背俞穴**

[功效] 清热解表，宣理肺气。

[标准定位] 在脊柱区，第3胸椎棘突下，后正中线旁开1.5寸。

[刺灸法] 刺法：向内斜刺0.5～0.8寸。灸法：艾炷灸5～9壮，艾条灸10～20分钟或药物天灸。

[主治] 咳嗽上气，胸满喘逆，脊背疼痛，荨麻疹等。

BL 14　厥阴俞　Juéyīnshū　**心包之背俞穴**

[功效] 活血理气，清心宁志。

[标准定位] 在脊柱区，第4胸椎棘突下，后正中线旁开1.5寸。

[刺灸法] 刺法：向内斜刺0.5～0.8寸。灸法：艾炷灸5～9壮，艾条灸10～20分钟。

[主治] 心痛，心悸，胸闷。

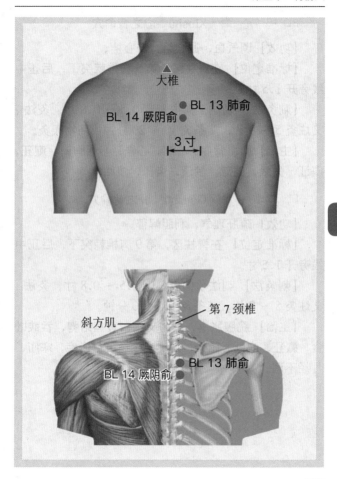

BL 15　心 俞　Xīnshū　**心之背俞穴**

[功效] 调气血，通心络，宁心神。

[标准定位] 在脊柱区，第5胸椎棘突下，后正中线旁开1.5寸。

[刺灸法] 刺法：向内斜刺0.5～0.8寸。灸法：艾炷灸5～9壮，艾条灸10～20分钟或药物天灸。

[主治] 胸引背痛，心痛，心悸，心烦胸闷，癫狂，痫证，失眠，健忘，梦遗，盗汗，溲浊。

BL 18　肝 俞　Gānshū　**肝之背俞穴**

[功效] 疏肝理气，利胆解郁。

[标准定位] 在脊柱区，第9胸椎棘突下，后正中线旁开1.5寸。

[刺灸法] 刺法：向内斜刺0.5～0.8寸。灸法：艾炷灸5～9壮，艾条灸10～20分钟。

[主治] 脘腹胀满，胸胁支满，黄疸结胸，吞酸吐食，癫狂，痫证，眩晕，目赤痛痒，眼目诸疾，寒疝，月经不调。

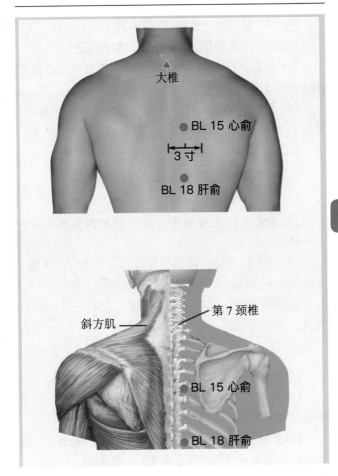

大椎

● BL 15 心俞

|← 3寸 →|

BL 18 肝俞

斜方肌 —————　　　　————— 第 7 颈椎

● BL 15 心俞

● BL 18 肝俞

089

BL 19 胆 俞 Dǎnshū **胆之背俞穴**

[功效] 疏肝利胆，养阴清热，和胃降逆。

[标准定位] 在脊柱区，第 10 胸椎棘突下，后正中线旁开 1.5 寸。

[刺灸法] 刺法：向内斜刺 0.5～0.8 寸。灸法：艾炷灸 5～9 壮，艾条灸 10～20 分钟。

[主治] 黄疸，胸胁痛，胃痛，呕吐，肺痨。

BL 20 脾 俞 Píshū **脾之背俞穴**

[功效] 健脾统血，和胃益气。

[标准定位] 在脊柱区，第 11 胸椎棘突下，后正中线旁开 1.5 寸。

[刺灸法] 刺法：向内斜刺 0.5～0.8 寸。灸法：艾炷灸 5～9 壮，艾条灸 10～20 分钟。

[主治] 腹胀，呕吐，泄泻，痢疾，完谷不化，尿血，消渴。

BL 21 胃 俞 Wèishū **胃之背俞穴**

[功效] 和胃健脾，消食利湿。

[标准定位] 在脊柱区，第 12 胸椎棘突下，后正中线旁开 1.5 寸。

[刺灸法] 刺法：直刺 0.5～0.8 寸。灸法：艾炷灸或温针灸 5～9 壮，艾条灸 10～20 分钟。

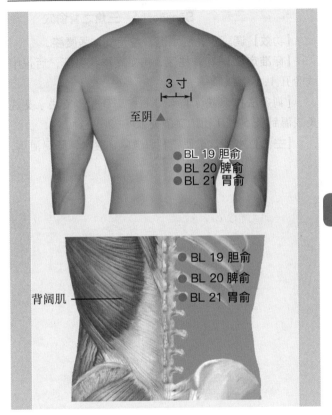

3寸

至阴 ▲

BL 19 胆俞
BL 20 脾俞
BL 21 胃俞

BL 19 胆俞
BL 20 脾俞
BL 21 胃俞

背阔肌

[主治] 胃脘痛，反胃，呕吐，肠鸣，泄泻，痢疾，小儿疳积。

BL 22　三焦俞　Sānjiāoshū　**三焦之背俞穴**

[功效] 调三焦，利水道，益元气，强腰膝。

[标准定位]　在脊柱区，第 1 腰椎棘突下，后正中线旁开 1.5 寸。

[刺灸法]　刺法：直刺 0.8 ~ 1.0 寸。灸法：艾炷灸或温针灸 5 ~ 9 壮，艾条灸 10 ~ 20 分钟。

[主治] 水肿，小便不利，遗尿，腹水，肠鸣泄泻。

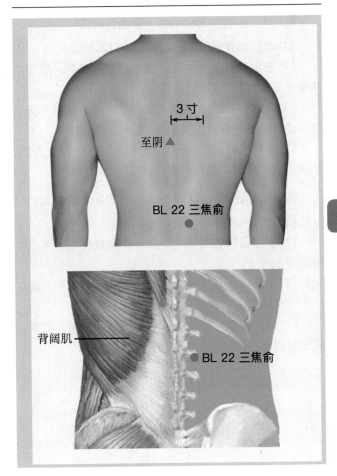

3 寸

至阴 ▲

BL 22 三焦俞

背阔肌————

BL 22 三焦俞

BL 23　肾　俞　Shènshū　**肾之背俞穴**

[功效] 益肾强腰，壮阳利水，聪耳明目。

[标准定位] 在脊柱区，第2腰椎棘突下，后正中线旁开1.5寸。

[刺灸法] 刺法：直刺0.8～1.0寸。灸法：艾炷灸或温针灸5～9壮，艾条灸10～20分钟。

[主治] 遗精，阳痿，月经不调，白带，不孕，遗尿，小便不利，水肿，腰膝酸痛，目昏，耳鸣，耳聋。

BL 25　大肠俞　Dàchángshū　**大肠之背俞穴**

[功效] 疏调肠胃，理气化滞。

[标准定位] 在脊柱区，第4腰椎棘突下，后正中线旁开1.5寸。

[刺灸法] 刺法：直刺0.8～1.0寸。灸法：艾炷灸5～9壮，艾条灸10～20分钟。

[主治] 腹痛，腹胀，泄泻，肠鸣，便秘，痢疾，腰脊强痛等。

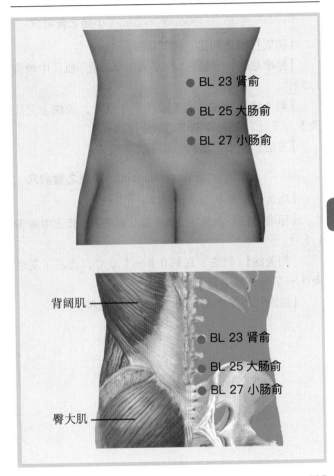

背阔肌

● BL 23 肾俞
● BL 25 大肠俞
● BL 27 小肠俞

臀大肌

BL 27　小肠俞　Xiǎochángshū　**小肠之背俞穴**

[功效] 清热利湿，通调二便。

[标准定位] 在骶区，横平第 1 骶后孔，骶正中嵴旁 1.5 寸。

[刺灸法] 刺法：直刺 0.8 ~ 1.0 寸。灸法：艾炷灸 5 ~ 7 壮，艾条灸 10 ~ 20 分钟。

[主治] 痢疾，泄泻，疝气，痔疾等。

BL 28　膀胱俞　Pángguāngshū　**膀胱之背俞穴**

[功效] 清热利尿，培补下元。

[标准定位] 在骶区，横平第 2 骶后孔，骶正中嵴旁 1.5 寸。

[刺灸法] 刺法：直刺 0.8 ~ 1.0 寸。灸法：艾炷灸 5 ~ 7 壮，艾条灸 10 ~ 20 分钟。

[主治] 小便赤涩，癃闭，遗尿，遗精。

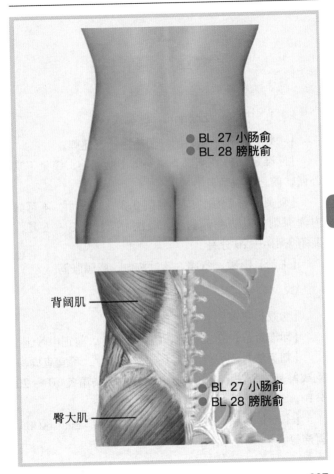

BL 27 小肠俞
BL 28 膀胱俞

背阔肌

BL 27 小肠俞
BL 28 膀胱俞

臀大肌

第六章 募 穴

LU 1 中 府 Zhōngfǔ 肺募穴

[功效] 止咳平喘，清肺泻热，补气健脾。

[标准定位] 在胸部，横平第1肋间隙，锁骨下窝外侧，前正中线旁开6寸。

[刺灸法] 刺法：向外斜刺0.3～0.5寸。不可向内侧深刺，以防刺入胸腔。灸法：艾炷灸3～5壮，艾条灸10～20分钟。

[主治] 咳嗽，气喘，咳吐脓血，胸膈胀满。

CV 14 巨 阙 Jùquē 心募穴

[功效] 化痰宁心，理气和胃。

[标准定位] 在上腹部，脐中上6寸，前正中线上。

[刺灸法] 刺法：直刺0.3～0.5寸。不宜直向深刺或斜刺。灸法：艾炷灸5～7壮，艾条温灸10～20分钟。

[主治] 胸痛，心痛，心悸，怔忡，癫痫，恶心，呕吐，胃痛等。

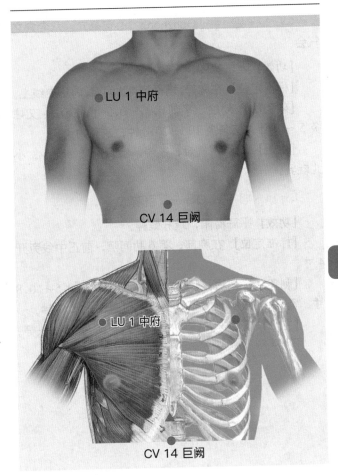

LU 1 中府

CV 14 巨阙

LU 1 中府

CV 14 巨阙

CV 17　膻中　Dànzhōng　**心包募穴，八会穴之气会**

［功效］理气宽胸，平喘止咳。

［标准定位］在胸部，横平第4肋间隙，前正中线上。

［刺灸法］刺法：平刺0.3～0.5寸。灸法：艾炷灸5～9壮，艾条灸10～20分钟，或药物天灸。

［主治］胸闷，气短，咳喘，噎膈，产妇乳少，小儿吐乳。

LR 14　期门　Qīmén　**肝募穴**

［功效］平肝潜阳，疏肝健脾。

［标准定位］在胸部，第6肋间隙，前正中线旁开4寸。

［刺灸法］刺法：斜刺或沿肋间方向平刺0.5～0.8寸。灸法：艾炷灸5～9壮，艾条灸10～20分钟。

［主治］胸胁支满，胁肋痛，呕吐，呃逆，腹部痞块等。

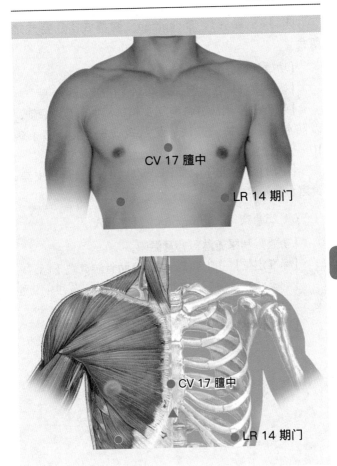

CV 17 膻中

LR 14 期门

CV 17 膻中

LR 14 期门

LR 13 章门 Zhāngmén 脾募穴，八会穴之脏会

[功效] 疏肝健脾，降逆平喘。

[标准定位] 在侧腹部，第11肋游离端的下际。

[刺灸法] 刺法：斜刺0.5～0.8寸，不可深刺，以防刺伤肝、脾。灸法：艾炷灸5～9壮，艾条灸10～20分钟。

[主治] 脘腹胀满，腹泻，呕吐，水肿，胸胁支满，黄疸，痞块等。

GB 25 京门 Jīngmén 肾之募穴

[功效] 利尿通淋，补肾温阳。

[标准定位] 在上腹部，第12肋骨游离端下际。

[刺灸法] 刺法：斜刺0.5～1.0寸。灸法：艾炷灸5～9壮，艾条灸10～20分钟。

[主治] 胁肋痛，腹胀，腰脊痛。

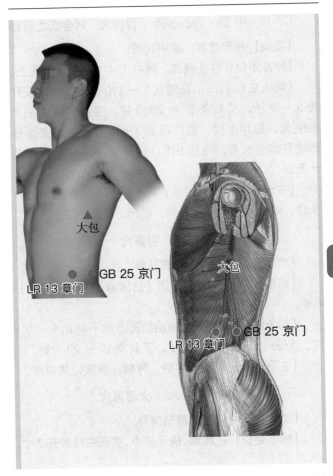

大包

GB 25 京门

LR 13 章门

大包

GB 25 京门

LR 13 章门

CV 12 中脘 Zhōngwǎn **胃募穴，八会穴之腑会**

[功效] 和胃健脾，温中化湿。

[标准定位] 在上腹部，脐中上4寸，前正中线上。

[刺灸法] 刺法：直刺 0.5～1.0 寸。灸法：艾炷灸 5～9 壮，艾条灸 10～20 分钟。强身保健则采用瘢痕灸，每年1次，或间隔灸3～5壮，或温灸至局部皮肤稍见红晕，每日1次，每月20次，亦可采用累计灸法。

[主治] 各种脾胃疾患；中暑，脏躁，癫狂，尸厥，头痛，喘息不止，月经不调，经闭，妊娠恶阻。

GB 24 日月 Rìyuè **胆募穴**

[功效] 降逆利胆，调理肠胃。

[标准定位] 在胸部，第7肋间隙，前正中线旁开4寸。

[刺灸法] 刺法：斜刺或沿肋间方向平刺 0.5～0.8 寸。灸法：艾炷灸 3～5 壮，艾条灸 10～20 分钟。

[主治] 呃逆，翻胃吞酸，胃痛，腹胀，黄疸等。

ST 25 天枢 Tiānshū **大肠募穴**

[功效] 调中和胃，理气健脾。

[标准定位] 在腹部，横平脐中，前正中线旁开2寸。

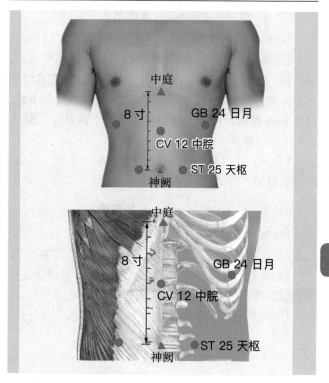

[刺灸法] 刺法：直刺 1.0 ～ 1.5 寸。灸法：艾炷灸 5 ～ 10 壮，艾条灸 15 ～ 30 分钟。

[主治] 呕吐纳呆，腹胀肠鸣，绕脐切痛，脾泄不止，赤白痢疾，便秘。

CV 3　中 极　Zhōngjí　膀胱募穴

[功效] 清利湿热，益肾调经，通阳化气。

[标准定位] 在下腹部，脐中下 4 寸，前正中线上。

[刺灸法] 刺法：直刺 0.5 ～ 1.0 寸，针感或向外生殖器和外阴部放散。需排尿后进行针刺，并缓慢下针，以防刺破膀胱及肠管。孕妇不宜刺灸。灸法：艾炷灸 5 ～ 7 壮，艾条灸 10 ～ 20 分钟。

[主治] 疝气偏坠，遗精，遗尿，小便不利，阴痛，阴痒，月经不调等。

CV 5　石 门　Shímén　三焦募穴

[功效] 健脾益肾，通调三焦。

[标准定位] 在下腹部，当脐中下 2 寸，前正中线上。

[刺灸法] 刺法：直刺 0.5 ～ 1.0 寸。灸法：艾炷灸或温针灸 5 ～ 9 壮，艾条灸 10 ～ 20 分钟。

[主治] 经闭，带下，水肿，小便不利等。

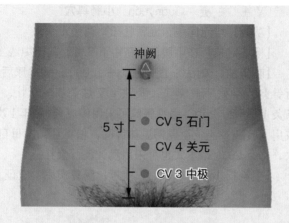

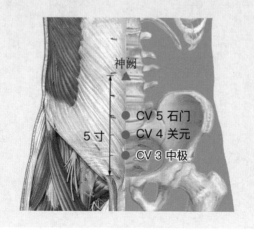

CV 4 关元 Guānyuán **小肠募穴**

[功效] 培元固脱，温肾壮阳，调经止带。

[标准定位] 在下腹部，脐中下 3 寸，前正中线上。

[刺灸法] 刺法：直刺 0.5 ~ 1.0 寸。需排尿后进行针刺。孕妇不宜刺灸。灸法：艾炷灸 5 ~ 9 壮，艾条灸 10 ~ 20 分钟。强身保健可采用瘢痕灸，每年 1 次，或用间接灸或温灸至局部温热舒适，稍见红晕，每日 1 次，每月 20 次，本穴也可采用累计灸百余壮。

[主治] 小腹疾患，妇人疾患，肠胃疾患，虚证。

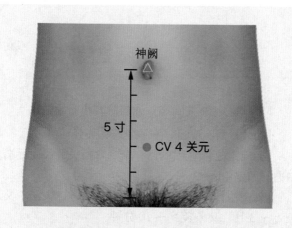

神阙

5寸

● CV 4 关元

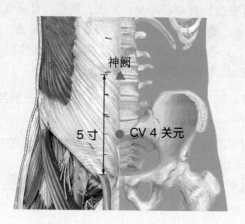

神阙

5寸

● CV 4 关元

第七章　八脉交会穴

SI 3　后　溪　Hòuxī　通督脉，小肠经输穴

[功效] 清头明目，安神定志，通经活络。

[标准定位] 在手内侧，第5掌指关节尺侧近端赤白肉际凹陷中。

[刺灸法] 刺法：直刺 0.5～0.8 寸。灸法：艾炷灸 1～3 壮，艾条灸 5～10 分钟。

[主治] 热病汗不出，疟疾，黄疸，目痛泣出，目中白翳，颊肿，咽肿喉痹，癫狂，痫证，脏躁，失眠，中风，头项急痛，颈项不得回顾，颈肩部疼痛，肘臂小指拘急疼痛，身体不遂，臂痛不得举。

TE 5　外　关　Wàiguān　通阳维脉，三焦经络穴

[功效] 解表清热，通经活络。

[标准定位] 在前臂背侧，腕背侧远端横纹上2寸，尺骨与桡骨之间。

[刺灸法] 刺法：直刺 0.5～1.0 寸。灸法：艾炷灸 3～5 壮，艾条灸 10～20 分钟。

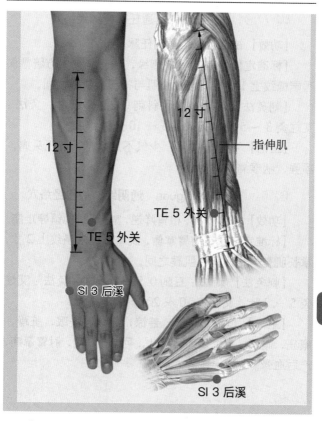

12 寸

12 寸

指伸肌

TE 5 外关

TE 5 外关

SI 3 后溪

SI 3 后溪

[主治] 热病，感冒，头痛，耳鸣，急惊风，胸胁痛，肘臂屈伸不利。

LU 7 列缺 Lièquē **通任脉，肺经络穴**

[功效] 祛风散邪，通调任脉。

[标准定位] 在前臂桡侧缘，桡骨茎突上方腕掌侧远端横纹上 1.5 寸，当肱桡肌与拇长展肌腱之间。

[刺灸法] 刺法：向上斜刺 0.2 ~ 0.3 寸。灸法：艾炷灸 3 ~ 5 壮，艾条灸 5 ~ 10 分钟。

[主治] 咳嗽，气喘，少气不足以息，偏正头痛，项强，咽喉痛。

PC 6 内关 Nèiguān **通阴维，心包经络穴**

[功效] 宁心安神，和胃降逆，宽胸理气，镇静止痛。

[标准定位] 在前臂掌侧，腕掌侧远端横纹上 2 寸，掌长肌腱与桡侧腕屈肌腱之间。

[刺灸法] 刺法：直刺 0.5 ~ 1.5 寸。灸法：艾炷灸 5 ~ 7 壮，艾条灸 10 ~ 20 分钟。

[主治] 心痛，心悸，善惊，心烦，失眠，脏躁，癫狂，痫证，胃脘疼痛，呕吐，呃逆，哮喘，肘臂挛痛，产后血晕。

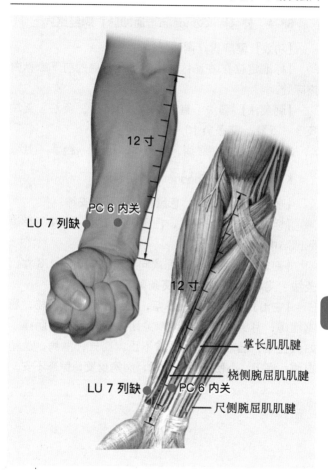

12 寸

PC 6 内关

LU 7 列缺

12 寸

掌长肌肌腱

桡侧腕屈肌肌腱

LU 7 列缺

PC 6 内关

尺侧腕屈肌肌腱

SP 4 公孙 Gōngsūn 通冲脉；脾经络穴

[功效] 健脾胃，调冲任。

[标准定位] 在跖区，当第 1 跖骨底的前下缘赤白肉际处。

[刺灸法] 刺法：直刺 0.5～0.8 寸。灸法：艾炷灸 3～5 壮，艾条灸 10～20 分钟。

[主治] 呕吐，腹痛，胃脘痛，肠鸣，泄泻，痢疾。

KI 6 照海 Zhàohǎi 通阴跷脉

[功效] 滋阴调经，息风止痉，利咽安神。

[标准定位] 在踝区，内踝尖下 1 寸，内踝下缘边际凹陷中。

[刺灸法] 刺法：直刺或向上斜刺 0.5～0.8 寸。灸法：艾炷灸 3～5 壮，艾条灸 5～10 分钟。

[主治] 咽喉肿痛，暴喑，心痛，气喘，便秘，肠鸣泄泻，月经不调，痛经，经闭，赤白带下，阴痒，妇人血晕，胎衣不下，恶露不止，疝气，淋病，遗精白浊，癃闭，小便频数，遗尿，痫病夜发，惊恐不安。

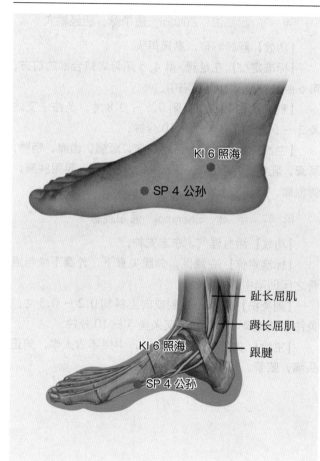

KI 6 照海

SP 4 公孙

趾长屈肌

踇长屈肌

跟腱

KI 6 照海

SP 4 公孙

GB 41　足临泣　Zúlínqì　**通带脉，胆经输穴**

[功效] 舒肝解郁，息风泻火。

[标准定位] 在足背，第4、5跖骨底结合部的前方，第5趾长伸肌腱外侧凹陷中。

[刺灸法] 刺法：直刺0.5～0.8寸。灸法：艾炷灸3～5壮，艾条灸5～10分钟。

[主治] 头痛目眩，目赤肿痛，颔痛，齿痛，咽肿，耳聋，乳痛，呼吸困难，腋下肿，胁肋痛，足跗肿痛，髀枢痛，膝踝关节痛，足背红肿。

BL 62　申脉　Shēnmài　**通阳跷脉**

[功效] 活血理气，宁志安神。

[标准定位] 在踝区，外踝尖直下，外踝下缘与跟骨之间凹陷中。

[刺灸法] 刺法：直刺或向上斜刺0.2～0.3寸。灸法：艾炷灸3～5壮，艾条灸5～10分钟。

[主治] 失眠，癫狂，痫证，中风不省人事，偏正头痛，眩晕。

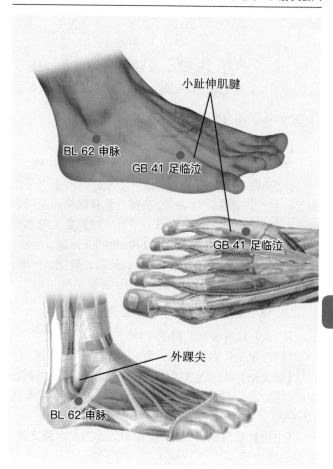

小趾伸肌腱

BL 62 申脉

GB 41 足临泣

GB 41 足临泣

外踝尖

BL 62 申脉

117

第八章　八会穴

CV 12　中脘　Zhōngwǎn　腑会，胃募穴

[功效] 和胃健脾，温中化湿。

[标准定位] 在上腹部，脐中上4寸，前正中线上。

[刺灸法] 刺法：直刺0.5～1.0寸。灸法：艾炷灸5～9壮，艾条灸10～20分钟。强身保健则采用瘢痕灸，每年1次，或间隔灸3～5壮，或温灸至局部皮肤稍见红晕，每日1次，每月20次，亦可采用累计灸法。

[主治] 各种脾胃疾患；中暑，脏躁，癫狂，尸厥，头痛，喘息不止，月经不调，经闭，妊娠恶阻。

LR 13　章门　Zhāngmén　脏会，脾募穴

[功效] 疏肝健脾，降逆平喘。

[标准定位] 在侧腹部，第11肋游离端的下际。

[刺灸法] 刺法：斜刺0.5～0.8寸，不可深刺，以防刺伤肝、脾。灸法：艾炷灸5～9壮，艾条灸10～20分钟。

[主治] 脘腹胀满，腹泻，呕吐，水肿，胸胁支满，黄疸，痞块等。

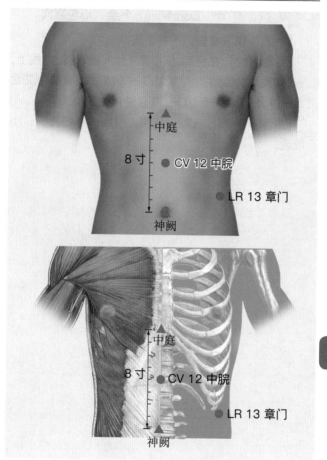

中庭

8寸

● CV 12 中脘

● LR 13 章门

神阙

中庭

8寸

● CV 12 中脘

● LR 13 章门

神阙

119

CV 17　膻 中　Dànzhōng　**气会；心包募穴**

［功效］理气宽胸，平喘止咳。

［标准定位］在胸部，横平第4肋间隙，前正中线上。

［刺灸法］刺法：平刺0.3～0.5寸。灸法：艾炷灸5～9壮，艾条灸10～20分钟，或药物天灸。

［主治］胸闷，气短，咳喘，噎膈，产妇乳少，小儿吐乳。

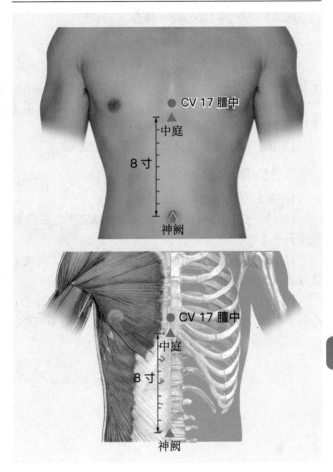

第八章

BL 11 大杼 Dàzhù 骨会

[功效] 清热散风，强健筋骨。

[标准定位] 在脊柱区，当第 1 胸椎棘突下，后正中线旁开 1.5 寸。

[刺灸法] 刺法：向内斜刺 0.5 ~ 0.8 寸。灸法：艾炷灸 5 ~ 7 壮，艾条灸 10 ~ 20 钟。

[主治] 颈项强，肩背痛，喘息，胸胁支满。

BL 17 膈俞 Géshū 血会

[功效] 理气降逆，活血通脉。

[标准定位] 在脊柱区，第 7 胸椎棘突下，后正中线旁开 1.5 寸。

[刺灸法] 刺法：向内斜刺 0.5 ~ 0.8 寸。灸法：艾炷灸 5 ~ 9 壮，艾条灸 10 ~ 20 分钟。

[主治] 血证如咯血、衄血、便血，产后败血冲心；心痛，心悸，胸痛，胸闷，呕吐，呃逆，盗汗，荨麻疹。

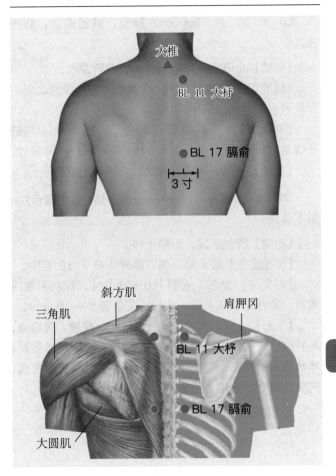

大椎

BL 11 大杼

BL 17 膈俞

3寸

三角肌

斜方肌

肩胛冈

BL 11 大杼

BL 17 膈俞

大圆肌

LU 9　太　渊　Tàiyuān　**脉会；肺经输穴；肺经原穴**

[功效] 止咳化痰，通调血脉，健脾益气。

[标准定位] 在腕前区，桡骨茎突与舟状骨之间，拇长展肌腱尺侧凹陷中。

[刺灸法] 刺法：直刺 0.2 ～ 0.3 寸。针刺时应避开桡动脉。灸法：艾炷灸 1 ～ 3 壮，艾条灸 5 ～ 10 分钟。

[主治] 咳嗽，哮喘，胸满，心悸，无脉症等。

GB 34　阳陵泉　Yánglíngquán　**筋会；胆经合穴；胆下合穴**

[功效] 清热息风，消肿止痛。

[标准定位] 在小腿外侧，腓骨头前下方凹陷中。

[刺灸法] 刺法：直刺 1.0 ～ 3.0 寸，深刺可透阴陵泉。灸法：艾炷灸 3 ～ 5 壮，艾条灸 5 ～ 10 分钟。

[主治] 头痛，耳鸣，耳聋，目痛，颊肿，胸胁痛，乳肿痛，气喘，咳逆，胸胁支满，胁肋疼痛，呕吐胆汁，寒热往来，黄疸，膝肿痛，下肢痿痹、麻木，脚胫酸痛，筋挛，筋软，筋缩，筋紧，脚气，半身不遂。

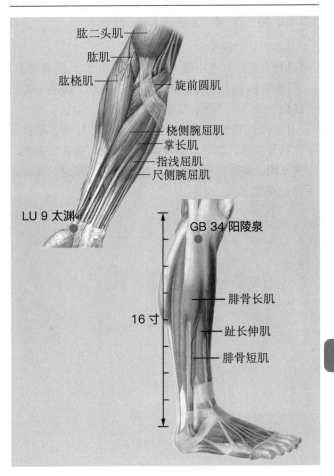

肱二头肌

肱肌

肱桡肌

旋前圆肌

桡侧腕屈肌

掌长肌

指浅屈肌

尺侧腕屈肌

LU 9 太渊

GB 34 阳陵泉

腓骨长肌

趾长伸肌

腓骨短肌

16寸

GB 39 悬 钟 Xuánzhōng 髓会

[功效] 益髓生血，舒筋活络。

[标准定位] 在小腿外侧，外踝尖上3寸，腓骨前缘。

[刺灸法] 刺法：直刺1.0～2.0寸。灸法：艾炷灸或温针灸3～5壮，艾条灸10～20分钟。

[主治] 筋骨病如颈项强、四肢关节酸痛、半身不遂、筋骨挛痛、脚气、跟骨痛、附骨疽；瘰疬，腋肿，心腹胀满，胸胁疼痛，头晕，失眠，记忆减退，耳鸣，耳聋，高血压。

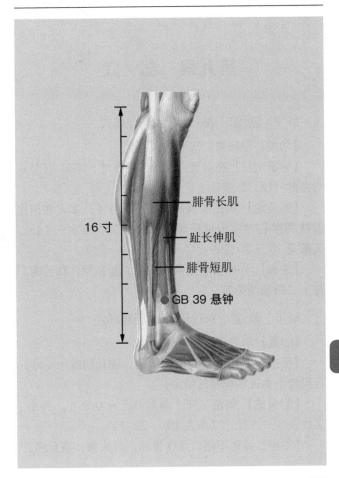

16 寸

腓骨长肌

趾长伸肌

腓骨短肌

GB 39 悬钟

第八章

第九章 郄 穴

LI 7 温 溜 Wēnliū 大肠经郄穴

[功效] 理肠胃,清邪热。

[标准定位] 在前臂,腕横纹上 5 寸,阳溪 (LI5) 与曲池 (LI11) 连线上。

[刺灸法] 刺法:直刺 0.5～1.0 寸。本穴在消化道溃疡穿孔时常出现压痛。灸法:艾炷灸 5～9 壮,艾条灸 10～20 分钟。

[主治] 外感疾患如寒热头痛,面赤肿,口舌痛,胃十二指肠溃疡等。

SI 6 养 老 Yǎnglǎo 小肠经郄穴

[功效] 明目清热,舒筋活络。

[标准定位] 在前臂背面尺侧,腕背横纹上 1 寸,当尺骨小头近端桡侧凹陷中。

[刺灸法] 刺法:向上斜刺 0.5～0.8 寸。灸法:艾炷灸 3～5 壮,艾条灸 10～20 分钟。

[主治] 目视不明,急性腰痛,后头痛,肩背痛。

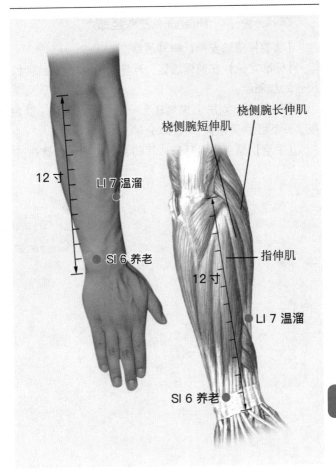

桡侧腕长伸肌

桡侧腕短伸肌

LI 7 温溜

SI 6 养老

12 寸

指伸肌

12 寸

LI 7 温溜

SI 6 养老

TE 7 会宗 Huìzōng 三焦经郄穴

[功效] 清热安神，聪耳通络。

[标准定位] 在前臂后区，腕背侧远端横纹上 3 寸，尺骨的桡侧缘。

[刺灸法] 刺法：直刺 0.5 ~ 1.0 寸。灸法：艾炷灸 3 ~ 5 壮，艾条灸 5 ~ 10 分钟。

[主治] 偏头痛，耳聋，耳鸣，咳喘胸满，臂痛。

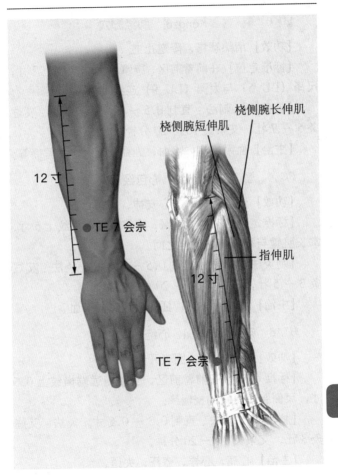

桡侧腕长伸肌

桡侧腕短伸肌

指伸肌

●TE 7 会宗

12寸

TE 7 会宗

12寸

LU 6 孔最 Kǒngzuì 肺经郄穴

[功效] 清热解毒，降逆止血

[标准定位] 在前臂前区，腕掌侧远端横纹上7寸，尺泽（LU 5）与太渊（LU 9）连线上。

[刺灸法] 刺法：直刺0.5～0.8寸。灸法：艾炷灸5～7壮，艾条灸10～20分钟。

[主治] 血系疾病如咯血，衄血；咳嗽，手臂痛等。

PC 4 郄门 Xìmén 心包经郄穴

[功效] 理气止痛，宁心安神，清营止血。

[标准定位] 在前臂前区，腕掌侧远端横纹上5寸，掌长肌腱与桡侧腕屈肌腱之间。

[刺灸法] 刺法：直刺0.5～0.8寸。灸法：艾炷灸3～5壮，艾条灸10～20分钟。

[主治] 心痛，心悸，怔忡，胃痛，咯血。

HT 6 阴郄 Yīnxì 心经郄穴

[功效] 清心安神，固表开音。

[标准定位] 在前臂前区，腕掌侧远端横纹上0.5寸，尺侧腕屈肌腱的桡侧缘。

[刺灸法] 刺法：直刺0.3～0.5寸。灸法：艾炷灸3壮，艾条灸10～20分钟。

[主治] 心痛，心悸，盗汗，失语。

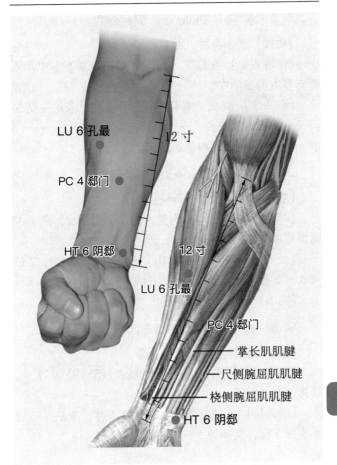

LU 6 孔最

PC 4 郄门

HT 6 阴郄

12 寸

12 寸

LU 6 孔最

PC 4 郄门

掌长肌肌腱

尺侧腕屈肌肌腱

桡侧腕屈肌肌腱

HT 6 阴郄

KI 5　水 泉　Shuǐquán　**肾经郄穴**

[功效] 利水消肿，活血调经。

[标准定位] 在跟区，太溪 (KI 3) 直下 1 寸，跟骨结节内侧凹陷中。

[刺灸法] 刺法：直刺 0.3 ～ 0.5 寸。灸法：艾炷灸 3 ～ 5 壮，艾条灸 5 ～ 10 分钟。

[主治] 小便不利，足跟痛。

LR 6　中 都　Zhōngdū　**肝经郄穴**

[功效] 疏肝理气，调经止血。

[标准定位] 在小腿内侧，内踝尖上 7 寸，胫骨内侧面的中央。

[刺灸法] 刺法：平刺 0.5 ～ 0.8 寸。灸法：艾炷灸 3 ～ 5 壮，艾条灸 5 ～ 10 分钟。

[主治] 疝气，遗精，崩漏，恶露不净。

SP 8　地 机　Dìjī　**脾经郄穴**

[功效] 健脾渗湿，调经止带。

[标准定位] 在小腿内侧，阴陵泉 (SP 9) 下 3 寸，胫骨内侧缘后际。

[刺灸法] 刺法：直刺 1.0 ～ 1.5 寸。灸法：艾炷灸 3 ～ 5 壮，艾条灸 5 ～ 10 分钟。

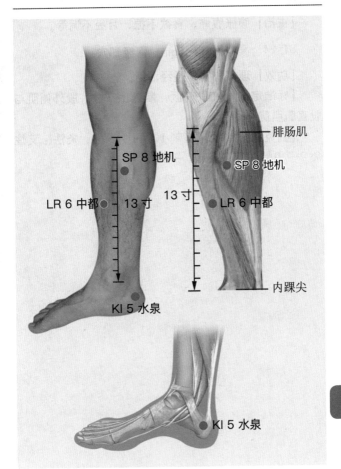

［主治］腹胀腹痛，食欲不振，月经不调等。

ST 34　梁　丘　liángqiū　**胃经郄穴**

［功效］理气和胃，通经活络。

［标准定位］在股前区，髌底上 2 寸，股外侧肌与股直肌肌腱之间。

［刺灸法］刺法：直刺 1.0 ～ 1.5 寸。灸法：艾炷灸 7 ～ 9 壮，艾条灸 10 ～ 20 分钟。

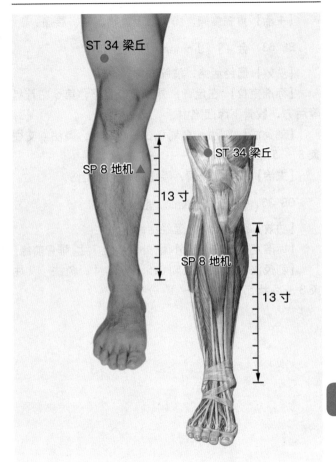

ST 34 梁丘

SP 8 地机

13 寸

ST 34 梁丘

SP 8 地机

13 寸

[主治] 胃脘疼痛，肠鸣泄泻，膝、足、腰痛。

BL 63　金 门　Jīnmén　膀胱经郄穴

[功效] 通经活络，清脑安神。

[标准定位] 在足背，外踝前缘直下，第5跖骨粗隆后方，骰骨下缘凹陷中。

[刺灸法] 刺法：直刺0.3～0.5寸。灸法：艾炷灸3～5壮，艾条灸5～10分钟。

[主治] 头风，癫痫，腰腿痛，足部扭伤。

GB 36　外 丘　Wàiqiū　胆经郄穴

[功效] 疏肝理气，通经活络。

[标准定位] 在小腿外侧，外踝尖上7寸，腓骨前缘。

[刺灸法] 刺法：直刺0.5～0.8寸。灸法：艾炷灸3～5壮，艾条灸5～10分钟。

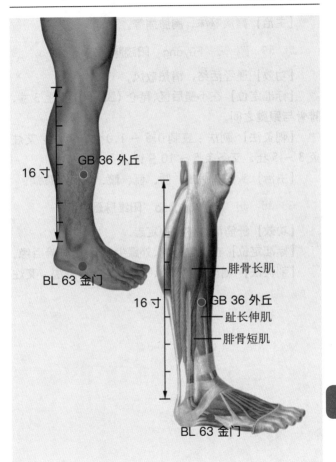

16寸

GB 36 外丘

BL 63 金门

16寸

腓骨长肌

GB 36 外丘

趾长伸肌

腓骨短肌

BL 63 金门

[主治] 癫疾呕沫，胸胁痛等。

BL 59　跗 阳　Fūyáng　阳跷脉郄穴

[功效] 通经活络，清热散风。

[标准定位] 在小腿后区，昆仑 (BL 60) 直上 3 寸，腓骨与跟腱之间。

[刺灸法] 刺法：直刺 0.5 ~ 1.0 寸。灸法：艾炷灸 3 ~ 5 壮，艾条灸 5 ~ 10 分钟。

[主治] 头痛，头重，腰、骶、髋、股后外疼痛。

GB 35　阳 交　Yángjiāo　阳维脉郄穴

[功效] 舒筋活络，安神定志。

[标准定位] 在小腿外侧，外踝尖上 7 寸，腓骨后缘。

[刺灸法] 刺法：直刺 1.0 ~ 1.5 寸。灸法：艾炷

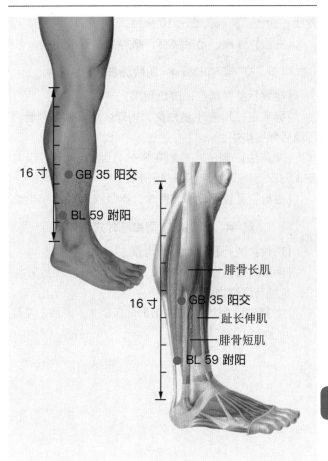

16 寸

● GB 35 阳交

● BL 59 跗阳

16 寸

——腓骨长肌

● GB 35 阳交

——趾长伸肌

——腓骨短肌

● BL 59 跗阳

灸 3 ~ 5 壮, 艾条灸 5 ~ 10 分钟。

[主治] 膝痛, 足胫痿痹, 精神病, 咽喉肿痛。

KI 8 交 信 Jiāoxìn 阴跷脉郄穴

[功效] 益肾调经, 清热利尿。

[标准定位] 在小腿内侧, 内踝尖上 2 寸, 胫骨内侧缘后际凹陷中。

[刺灸法] 刺法: 直刺 0.8 ~ 1.0 寸。灸法: 艾炷灸 3 ~ 5 壮, 艾条灸 10 ~ 15 分钟。

[主治] 月经不调, 大便难, 赤白痢, 下肢内侧痛。

KI 9 筑 宾 Zhùbīn 阴维脉郄穴

[功效] 调补肝肾, 清热利湿。

[标准定位] 在小腿内侧, 太溪 (KI 3) 直上 5 寸, 比目鱼肌与跟腱之间。

[刺灸法] 刺法: 直刺 0.5 ~ 0.8 寸。灸法: 艾炷

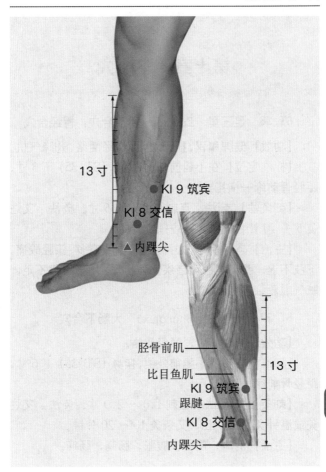

13寸

● KI 9 筑宾

KI 8 交信
●

▲ 内踝尖

胫骨前肌——

比目鱼肌——

KI 9 筑宾 ●

跟腱——

KI 8 交信 ●

内踝尖——

13寸

第十章　下合穴

ST 36　**足三里**　Zúsānlǐ　**胃下合穴；胃经合穴**

[功效] 健脾和胃，扶正培元，通经活络，升降气机。

[标准定位] 在小腿前外侧，犊鼻 (ST 35) 下 3 寸，距胫骨前缘一横指。

[刺灸法] 刺法：直刺 0.5 ~ 1.5 寸。灸法：艾炷灸 5 ~ 10 壮，艾条灸 10 ~ 20 分钟。

[主治] 胃肠疾患，心神疾患，喘咳痰多，膝胫酸痛，下肢不遂，头晕，眼目诸疾。强壮穴：用于真气不足，脏气虚惫，五痨七伤。

ST 37　**上巨虚**　Shàngjùxū　**大肠下合穴**

[功效] 调和肠胃，通经活络。

[标准定位] 在小腿前外侧，犊鼻 (ST 35) 下 6 寸，距胫骨前缘一横指。

[刺灸法] 刺法：直刺 1.0 ~ 2.0 寸。灸法：艾炷灸或温针灸 5 ~ 9 壮，艾条灸 10 ~ 20 分钟。

[主治] 泄泻，便秘，腹胀，肠鸣，肠痈。

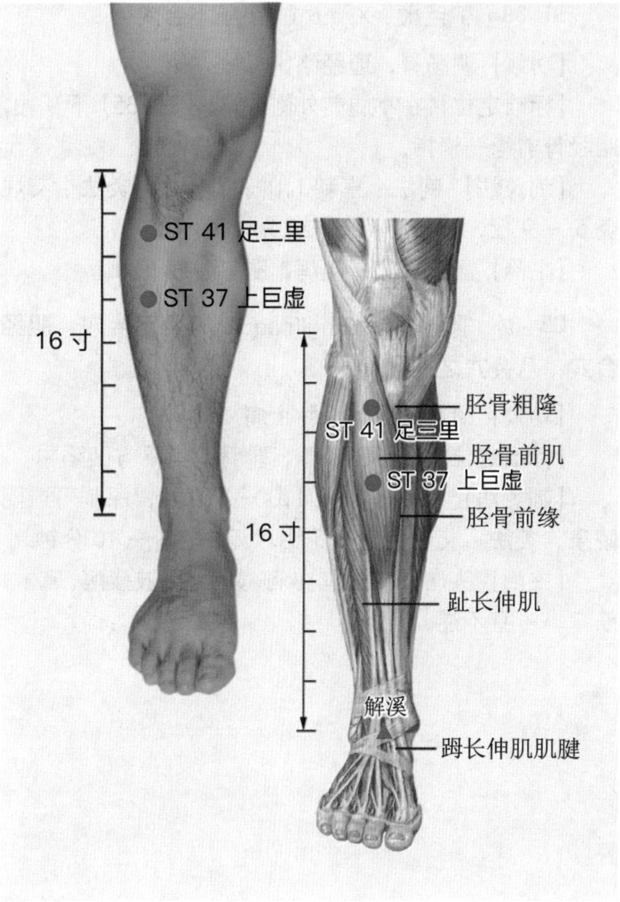

ST 41 足三里

ST 37 上巨虚

16寸

16寸

胫骨粗隆

ST 41 足三里

胫骨前肌

ST 37 上巨虚

胫骨前缘

趾长伸肌

解溪

踇长伸肌肌腱

ST 39　下巨虚　Xiàjùxū　小肠下合穴

[功效] 调肠胃，通经络。

[标准定位] 在小腿前外侧,犊鼻 (ST 35) 下 9 寸,距胫骨前缘一横指。

[刺灸法] 刺法：直刺 1.0 ～ 2.0 寸。灸法：艾炷灸 5 ～ 9 壮，艾条灸 10 ～ 20 分钟。

[主治] 肠鸣腹痛，腹泻，腿膝酸痛无力。

GB 34　阳陵泉　Yánglíngquán　胆下合穴；胆经合穴；八会穴之筋会

[功效] 清热息风，消肿止痛。

[标准定位] 在小腿外侧,腓骨头前下方凹陷中。

[刺灸法] 刺法：直刺 1.0 ～ 3.0 寸，深刺可透阴陵泉。灸法：艾炷灸 3 ～ 5 壮，艾条灸 5 ～ 10 分钟。

[主治] 头痛,耳鸣,胸胁痛,黄疸,下肢痿痹、麻木,筋挛，半身不遂。

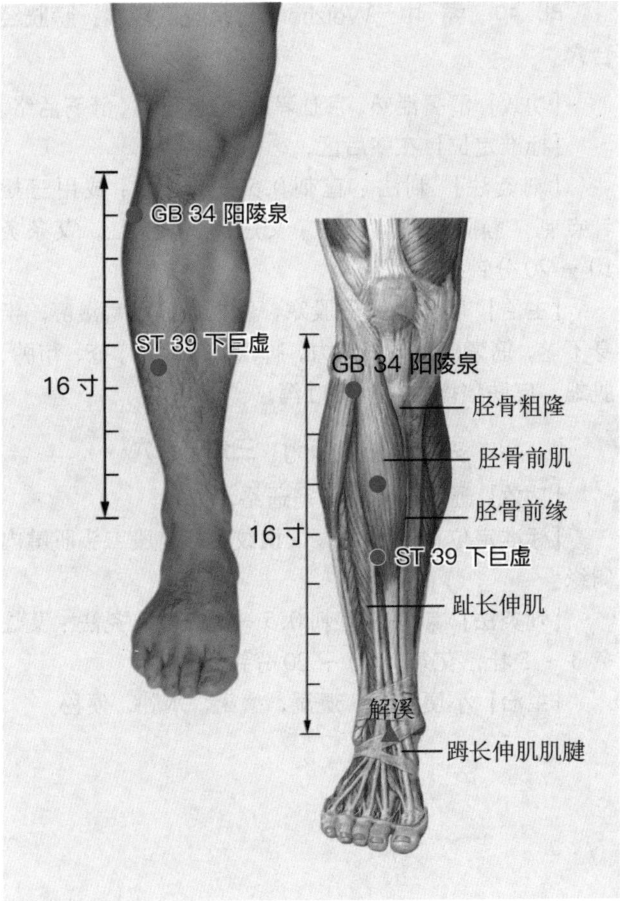

GB 34 阳陵泉

ST 39 下巨虚

16 寸

GB 34 阳陵泉

胫骨粗隆

胫骨前肌

胫骨前缘

ST 39 下巨虚

趾长伸肌

16 寸

解溪

踇长伸肌肌腱

BL 40 委 中 Wěizhōng 膀胱下合穴；膀胱经合穴

[功效] 清暑泄热，凉血解毒，醒脑安神，舒筋活络。

[标准定位] 在膝后区，横纹中点。

[刺灸法] 刺法：直刺 0.5～1.0 寸；或用三棱针点刺 静脉出血。灸法：艾炷灸 5～7 壮，艾条灸 10～20 分钟。

[主治] 腰脊痛，尻股寒，髀枢痛，风寒湿痹，半身不遂，筋挛急，脚弱无力，脚气，丹毒，疔疮，疖肿，肌衄，皮肤瘙痒，腹痛，吐泻。

BL 39 委 阳 Wěiyáng 三焦下合穴

[功效] 通利三焦，舒筋通络。

[标准定位] 在膝部，横纹上，当股二头肌腱内侧缘。

[刺灸法] 刺法：直刺 0.5～1.0 寸。灸法：艾炷灸 3～5 壮，艾条灸 10～20 分钟。

[主治] 小便淋沥，遗溺，癃闭，水肿，便秘。

BL 40 委中
BL 39 委阳

股二头肌
胫神经

BL 40 委中 BL 39 委阳

索　引